Smile 106

Smile 106

Smile 106

Smile 106

小蘇打的驚人療效

臨床實證，從感冒、胃酸過多、氣喘、
糖尿病、高血壓到癌症，都能神奇治療！

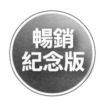

馬克・史克斯 (Mark Sircus)/ 著
祁雅媚 / 譯

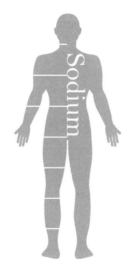

Sodium Bicarbonate: Nature's Unique First Aid Remedy

健康smile.79 小蘇打的驚人療效（暢銷紀念版）

：臨床實證，從感冒、胃酸過多、氣喘、糖尿病、高血壓到癌症，都能神奇治療！

原著書名	**Sodium Bicarbonate: Nature's Unique First Aid Remedy**
作　　者	馬克・史克斯（Mark Sircus）
譯　　者	祈雅媚
封面設計	洪瑞伯
主　　編	劉信宏
總 編 輯	林許文二

出　　版	柿子文化事業有限公司
地　　址	11677臺北市羅斯福路五段158號2樓
業務專線	（02）89314903#15
讀者專線	（02）89314903#9
傳　　真	（02）29319207
郵撥帳號	19822651柿子文化事業有限公司
投稿信箱	editor@persimmonbooks.com.tw
服務信箱	service@persimmonbooks.com.tw

業務行政	鄭淑娟、陳顯中

初版一刷	2016年12月
二版一刷	2021年12月
三版一刷	2024年04月
定　　價	新臺幣460元
I S B N	978-626-7408-27-8

SODIUM BICARBONATE: NATURE'S UNIQUE FIRST AID REMEDY
by DR. MARK SIRCUS
Copyright:© 2014 by Mark Sircus
This edition arranged with SQUARE ONE PUBLISHERS, INC.
through Big Apple Agency, Inc., Labuan, Malaysia.
Traditional Chinese edition copyright:
2024 PERSIMMON CULTURAL ENTERPRISE CO., LTD
All rights reserved

f 粉絲團搜尋 60秒看新世界

～柿子在秋天火紅 文化在書中成熟～

國家圖書館出版品預行編目(CIP)資料

小蘇打的驚人療效（暢銷紀念版）：臨床實證，從感冒、胃酸過
多、氣喘、糖尿病、高血壓到癌症，都能神奇治療！/ 馬克.史克
斯(Mark Sircus)著.
-- 三版. -- 臺北市：柿子文化, 2024.04
面；　公分
譯自：Sodium bicarbonate : nature's unique first aid remedy
ISBN 978-626-7408-27-8 (平裝)
1.藥物治療

418
113003142

免責聲明

　　本書的撰寫與出版僅做為提供資訊之用，無論在任何情況下，都不應用來取代專業醫師的建議，因此，你不該將本書中的教育性資料視為與專科醫師進行諮詢的替代品。

　　關於本書的呈現及翻譯，出版社嘗試對本書的內容提供最符合原意且完整的訊息，當中若有不精確或矛盾之處，敬請參照本書原文。

　　本書作者和出版商除了提供教育資料之外，別無其他意圖。如果你因為由本書獲得的資訊，而對自己或親友的醫療狀況產生疑問，請直接洽詢專業醫師。讀者或其他對此感興趣的人士，若從本書中獲得資訊並據此採取任何行動，其風險均由個人自行承擔。

/推·薦·序/
健康養生的福音

收到柿子文化的書稿時，剛好正認真地用自己調配的椰子油小蘇打牙膏清理口腔，自從戴上活動假牙後，口腔清潔很麻煩，幸虧有這個牙膏，讓我可輕鬆地維護我的口腔衛生。

藉此良機，一面刷牙，一面探討書內有關口腔清潔的章節，這才恍然大悟，原來椰子油書裡建議的良方，是利用椰子油與小蘇打來對抗真菌、細菌、病毒、黴菌的相乘作用。我在應用時，另外搭配點茶樹或薄荷精油調味，刷牙時滿口芳香，非常舒服，在此提供下列處方與讀者分享：

椰子油二十毫升加入食用小蘇打四十公克攪勻，搭配茶樹或薄荷精油二至三滴，裝入有蓋子的玻璃瓶裡，常溫保存即可。

身為藥師及吉胃福適的創辦人，常常要去了解相關藥品的成分及作用機轉，每次看到綜合胃腸藥的成分，同時含有碳酸氫鹽（鈉、鈣、鎂）和消化酵素時，對其藥理作用都一知半解，而在詳讀本書，談到這三種碳酸氫鹽的作用機制時，才終於了解其搭配消化酵素的相乘效果。

　　前面提到的三種碳酸氫鹽，以碳酸氫鈉（俗稱小蘇打）的效果及角色最重要，使用範圍也最為廣泛，從家庭的洗衣服、清潔用，到烘焙業者的膨鬆劑、藥品的制酸劑，升級到專業醫療的腫瘤殺手，本書都有詳盡的介紹。

　　身為閱讀養生的講師，很感謝柿子文化提供給我這個用功的機會，我也趁機到藥房、超市去考察，發現其相關商品真的很多，才徹底了解小蘇打跟我們的居家生活確實關係密切。

　　癌症多年來一直是國人十大死因的榜首，因不良的生活作息及飲食習慣，而導致體質改變是主因，人體的體質是微鹼性的，如何維持這種體質，非常重要。食物的酸鹼性不是以口感的酸鹼來決定，而是由食物經人體消化、吸收、利用、代謝後來決定，如醋、檸檬，口感是酸性，但經由代謝後，帶給人類體質卻是鹼性的，本書對此有非常詳細的分析和說明。配合小蘇打的微鹼性作用，現在把小蘇打溶合在檸檬汁裡，酌量加點蜂蜜，已成為我每日的新養生飲品，喝下去不但易於入口，而且感覺胃很舒服，親愛的粉絲們與讀者有福了，大家不妨一試（酸性體質的各種症狀，請參考書中的第46頁）。

　　本書的作者具有正統的醫療背景及自然療法的豐富經驗，本書的問世，相信會帶給醫療從業人員，以及注重養生的人們，有更多的選擇及應用，讓我們共同努力來追求元氣與健康的生活，不僅減少健保的醫療支出，未來更能青春美麗、樂活健康。

王康裕

台北醫學大學自然生活派藥師

中華大學健促藥物諮詢顧問

/推·薦·序/
大道至簡

我們經常聽到一句話：大道至簡。看了這本書，我真的有很大的感歎！真的，現代人把一切問題都弄複雜了。

複雜的醫學，複雜的飲食文化，複雜的食品，能夠把身體改善好也就罷了，偏偏是在事實上越弄越糟糕。除了身體以外，其他非常多的東西也是如此，比如生活方式，比如飲食方式，都是一樣。

生機飲食，多麼簡單，多麼容易，保持所有食物的原狀，保持所有食物的生命力，這是最精彩的一件事情。可是人們往往忘了「大道至簡」這句話。

多年來，我便知道小蘇打是一件非常好用的東西。可是，看了這本書，真的很佩服！沒想到，可以將小蘇打應用到如此淋漓盡致。真的希望所有的讀者們能夠認真的去體會這本書，知道作者的用心。

說真的，每個人都必須去體會，要身體健康，甚至要地球改善汙染，一切都是要用最簡單的方法。

現代的人類，真的是把地球汙染得一塌糊塗，不但是自己住家的

環境、衣服、汽車、廚房的東西，甚至包括自己的身體、要吃的東西，面臨的全都是全面性的問題，尤其是在健康方面，這些問題要解決，還真的是現代人很大的問題。

要解決這些問題，要靠政府的環保局、農業局，當然還包括醫政單位等等。可是，真的要處理這麼大的問題，用這麼簡單的方式，說真的，這些專家們可能聽不懂，恐怕也很難接受！

以上所說的問題，真的是人類的大問題，在人類的習慣裡，這麼大的問題，真的要耗費非常多的金錢、非常大的精力、非常大的工程，才能夠處理其萬分之一二。可是，小蘇打，這麼容易就可以解決其中的一些問題了，有些人可能真的不習慣，也很難接受。

要怎樣才讓大家接受這個東西呢？

這本書的發行，真的是非常重要的一件事。我希望這本書能夠行銷量非常好，讓這麼好的應用方式，能夠非常快地讓全民接受，漸漸地達到連政府單位都能重視的地步。

這本書有一個很大的任務，便是要對全體人類好好的去教育，好好的去相信，一切都是那麼簡單，讓「小蘇打」這麼便宜的東西，這麼親切的東西，變成一個人人能接受的東西、能夠接受的資訊。這樣的話，對這個世界，對這個地球，絕對是一件非常幸福的事情。

我非常深刻地希望，這本書的發行能夠非常普及，真心給這本書最大的祝福！

范秀琴

上海藕根香商貿有限公司董事長（現任）

/ 推 · 薦 · 序 /

讀者一致的推薦

　　這是一個已經挽救了許多生命的資訊。我一直認為，當腫瘤專家實施點滴化療，並應用碳酸氫鈉作輔助（避免化療藥劑傷害患者的腎臟）時，對於所發生的任何改善或治癒，真正的榮譽都應歸屬碳酸氫鈉，而不是化療藥物。雖然越來越多的醫生們已經有癌症是由真菌引起的結論，而為何碳酸氫鈉是世界上最好的的抗真菌藥方，是有其道理的，但他們仍需打一場硬仗，因為一般醫學不能從碳酸氫鈉這種天然成分中賺取大錢！

——S.W. Warner

　　這是一本很容易閱讀的書，當中，血液中的氧氣和二氧化碳之間的關係是最有趣的部分，它解釋了深呼吸的必要性。我閱讀了許多與健康相關的書籍，這本書雖簡單，卻比我想像的增加了更多的資訊。

——Grayfox 88

　　這本書是教導人如何提高pH值（酸鹼平衡），以達到最大化健康的寶冊。我喜歡它，因為它有很多數據，並列出碳酸氫鈉的來源以及該如何應用來幫助自己。更因為它提供了明確的應用方法，以及每個人都應該了解並遵守的信息，所以我買了好幾本送給幾位朋友和親戚。

——Mare

　　我的身體曾經從一個可怕的pH五・六值，逆轉至高達pH八・〇，只因為我從這本書的資訊中，採取了簡單的……小蘇打。笑！

　　透過X光檢查，我被診斷出在背部椎間盤有退行性症狀，這讓我大吃一驚。有人告訴我，為了使人體機構能正常操作並獲得治癒，人體酸鹼值必須處在正常或較高的範圍，聽取建議後我讀了這本書。然後，我開始服用小蘇打，讓我的pH值達到七・〇至七・二，甚至更高。結果，我的背部症狀療癒了，不再感覺痛苦，我甚至再次舉重，也無痛苦，我曾因為背部疼痛而放棄了這項運動，但現在我感覺很好。有越來越多人因為背部問題而實施手術，但我並不需要，我只是嚥下便宜的小蘇打，讓我的身體酸鹼值正常，現在，我感覺自己就像是一個冠軍！

——Rick

　　這是一本全面且具開創性的書，明白指出了碳酸氫鈉在健康治療上的特性。充滿了寶貴的科學知識，易於閱讀。也是一本應該被所有人閱讀的書。

——Jamie Murphy

／編·輯·序／

這本書，解開了小蘇打的醫療密碼

從事多年的大眾保健書籍編輯，其實很明白人體的酸鹼對健康的影響會有多大，幾年前更曾主導編輯過一本書，內容是教導大眾如何由飲食來導向健康的微鹼體質，同時也知道小蘇打（碳酸氫鈉）在生活以及基本保健上的應用。但是，直到接觸了這本由馬克·史克斯博士撰寫的《小蘇打的驚人療效》，才算真正明白了小蘇打在醫療上的作用及價值，說它是「救命藥方」，確實一點也不為過。

這本書一開始便從醫療化學角度來探討小蘇打如何對人體產生作用及影響，再進一步說明為何急診室、腫瘤醫師會那麼看重「碳酸氫鈉」，之後再逐一說明小蘇打對慢性、急重病症，如糖尿病、腎臟病、癌症等的作用及療效，最後提出具體的小蘇打療法使用法。可以說，這是一本完整的小蘇打人體醫療報告，也是一本實用且容易上手的小蘇打健康使用書。

為了編整這本書，同時上網搜尋了相關小蘇打醫療的報導及文章，最新的討論是有關大陸醫師所提出的「用小蘇打餓死癌細胞」，報

告指出，研究人員以碳酸氫鈉（小蘇打）來去除腫瘤內的氫離子，就可破壞乳酸陰離子和氫離子的協同作用，從而快速有效地殺死因葡萄糖缺乏的腫瘤細胞。

但其實，在更早年代便已有用小蘇打來對治腫瘤疾病的報導，而這些醫療實證案例在《小蘇打的驚人療效》中亦有提及，包括最早以碳酸氫鈉來治療癌症的吉姆（Jim Kelmun）醫生，以及最為人所宣傳的凡那‧強斯頓（Vernon Johnston），作者在本書裡對凡那的敘述是：「二○○七年我剛開始提筆撰寫碳酸氫鈉的研究時，凡那來找我。當時他被診斷出攝護腺癌，而且已經轉移到骨頭，他打算接受氯化銫的治療，但他的訂單沒有被順利送達，所以最後他做的是口服碳酸氫鈉（小蘇打），讓他的尿液酸鹼值能連續五天達到八‧五。不到兩週，他回去腫瘤科檢測時，發現骨頭裡竟然已經沒有癌症的蹤影了。」

凡那之後成立了一個網站（http://phkillscancer.com/），對於小蘇打的應用有詳細介紹，有興趣的人可前往觀覽。

對利用小蘇打來對治癌症的說法，史克斯博士極力推崇小蘇打是「腫瘤的殺手」，但他也說：「跟其他藥物相比，它既安全又有效──這並非說患者只要使用碳酸氫鈉就可以完全被治癒，但這麼做對他們的病情一定會有幫助……，就算患者在療程後無法存活下來，使用碳酸氫鈉也能減低疼痛的程度，讓病患比較舒服一些。」

不管如何，小蘇打是既便宜又實用的保健食品，這是普遍受到認同的。作為一個編輯，很高興能將此健康醫療保健資訊傳播給閱讀大眾，也希望能幫助一些確實有需要的人。不過，還是要提醒有心想嘗試小蘇打療法的人，仍必須注意各種相關事項，這在書中均有說明，請務必詳細閱讀，並仔細評估，以確保健康無虞。

Part1　別再小看小蘇打

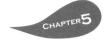
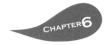
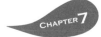
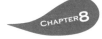
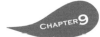

用小蘇打的抗酸和解毒

口服更有效

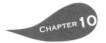
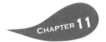
PartⅢ 小蘇打療法施用訣竅

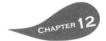
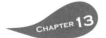

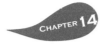
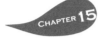
PartIV 其他重碳酸鹽與實用資訊

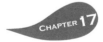

高CP值的療癒聖品

這是醫學界第一次正視碳酸氫鈉（sodium bicarbonate，又稱小蘇打）在醫療上的價值，大家將會改變原本對它的看法，也開始會在醫院用不同的應用方式來治療病人，或者在家裡用不一樣的方法照顧小孩。碳酸氫鈉有上百種用途，它讓我們的生活便利又舒適，既可以讓家裡一塵不染，也能夠整頓身體出現的各種疑難雜症。

西方醫學之父希波克拉底（Hippocrates）在西元前四百年提到「讓食物成為藥物」時絕對沒有料想到，有一天，維生素、礦物質甚至是酵素會被人們以高劑量服用。

在大約兩千五百年之後，最好的急診室與重症醫療的醫師每天都會用高濃度的營養藥劑治療病人，其中也包括小蘇打，它是急診室與重症藥物的最好選擇——真的救了許多人的命！

到目前為止，小蘇打的相關書籍大都只侷限在烘焙料理上，醫學上的用途尚未廣為人知，但現在情況將要有所改變了！碳酸氫鈉的分子式為$NaHCO_3$，屬於一種鹽類，有許多別名，如小蘇打（baking soda、 bread soda、bicarbonate of soda）。它本身是結晶體，可以被加工製成極細的粉末。

　　碳酸氫鈉是你可以在全世界的超市或藥房買得到的食材，我們可以安心的食用它，不僅是因為你的身體需要它，也因為你的胃、胰臟與腎臟都在持續的製造它。碳酸氫鈉雖然不是藥品，不過長久以來都被應用在許多醫療的用途，因此，在把它視作營養品之餘，我們也可以當它是一種效力極強的藥物，其效用非常廣泛，但一般來說，只有在打針或靜脈注射的情況下，它才會被視為藥物。

維持體內酸鹼值的平衡

　　重碳酸鹽（bicarbonate）與體內鹼濃度有關，換言之，就是水分中和酸性的能力，或是維持酸鹼值（pH）穩定度的能力。一般來說，要讓體內流失的重碳酸鹽能夠迅速回復平衡，傳統的方法就是使用碳酸氫鈉。碳酸氫鈉能夠中和酸性，保護消化酶。因此，使用碳酸氫鈉不但是最重要的醫療方法之一，對人體基本的生理情況來說，它的重要性也不可小覷。

重碳酸鹽、碳酸氫鈉、小蘇打

本書中常常會談到重碳酸鹽（bicarbonate）、碳酸氫鈉（sodium bicarbonate）與小蘇打（baking soda），並在某些地方相互代換。碳酸氫鈉與小蘇打基本上是同樣的東西，應用在料理時稱之為「小蘇打」，用做醫學、化學領域時會使用「碳酸氫鈉」。

至於重碳酸鹽（又名碳酸氫鹽），是碳酸（H_2CO_3）中兩個氫離子被中和掉一個後所形成的酸式鹽，含有碳酸氫根離子（HCO_3^-），碳酸氫鈉、碳酸氫銨、碳酸氫鉀、碳酸氫鎂、碳酸氫鈣等等都是重碳酸鹽。

維護血管健康

碳酸氫鈉能夠讓血管擴張（血管擴張劑），增加血液流動，也能促進血紅蛋白釋放氧氣，讓更多的氧能夠進入毛細血管與細胞，提升血流的傳輸力——它是透過所謂的「波爾效應」（Bohr effect）讓更多的氧氣脫離血紅蛋白（波爾效應認為，人體內的氫離子和二氧化碳增加時，降低血紅蛋白與氧的親和力，促使血紅蛋白釋放氧氣，而碳酸氫鈉等重碳酸鹽遇到胃酸起化學反應後，會產生二氧化碳）。

解毒、消病菌

重碳酸鹽的消炎作用很強，它可以解毒，針對進入體內毒性很強、甚至影響到酸鹼平衡的物質，重碳酸鹽都能夠發揮中和的作用。那些製藥公司總是為所欲為，生產、販賣許多無效甚至具危險性的藥品，但就算他們實現夢想，製造出所向無敵的藥物，那個藥效與便宜的小蘇打相比，根本差不了多少；而且碳酸氫鈉還是天然、安全的抗真菌和消病毒的幫手呢！

安全對治輻射毒害

我希望每個人都能確實了解小蘇打的效用與使用方式，背後是有重要原因的。日本福島核災後產生的輻射外洩問題，持續破壞著原本美麗的生態，而碳酸氫鈉最厲害的一點，就是它可以對治輻射的毒害。

人類讓自己及後代子孫暴露在核能發電、核武及貧鈾武器（核廢料武器）的威脅下，實在應該羞愧！閱讀本書你將會了解到，對治輻射毒

害的最佳方法就是使用小蘇打，直接口服或把小蘇打倒進澡盆裡泡澡，簡單又便宜就可以得到防護效果。同理可證，碳酸氫鈉也是治療癌症的最好方法，有研究指出，碳酸氫鈉可以提高腫瘤的pH值，減低轉移的機率。

　　癌症發生率的提高與輻射暴露非常相關，因此能夠治療癌症的方法對於輻射暴露的處置來說，也會是有效的。我開始研究碳酸氫鈉並提筆寫下相關的書籍，是因為我發現到，軍隊裡若有人暴露在鈾底下，軍方會使用重碳酸鹽來保護這些人的腎臟。之後，我讀了西蒙奇尼醫師（Dr. Tullio Simoncini）關於癌症與碳酸氫鈉，以及他用碳酸氫鈉做為殺菌劑治療念珠菌感染的研究。

提高癌症存活率

　　我原先發表關於重碳酸鹽的著作，書名是《富人窮人都付得起的癌症治療》，事實上也是如此。不過，這並不是說碳酸氫鈉可以治癒癌症，而是說，如果癌症患者能夠確實使用它，那麼癌症存活率是有可能提高的。

　　現在這個世界的情況是，每兩個人就會有一人得到癌症，未來還會繼續惡化下去，正因為如此，這樣的資訊對我們來說實在非常重要。

　　碳酸氫鈉不是藥房販賣的成藥，它是身體每日必需的營養成分。

　　有上千篇的研究都指出，癌症與重要營養成分的攝取息息相關，有一個極具影響力的研究提出了證例。實驗人員將極度致癌物質DMBA置入一群母老鼠的體內，然後準備四種營養素：礦物質硒、鎂、維生素C與維生素A，並且分別給與這群老鼠零種、一種、兩種、三種以及四種營養素。

沒有得到任何營養素的那組，所有老鼠都罹患了乳癌。只分配到一種營養素的老鼠群，視其所補充的營養素種類，牠們得到腫瘤的機率是四十六‧四％至五十七‧一％。分配到兩種營養素的老鼠群，視其所得到的營養素組合，腫瘤發生率降至二十九‧九％至三十四‧六％。分配到三種營養素的老鼠群，視其所補充的營養素組合，腫瘤發生率更是降至十六％至二十三‧一％。分配到四種營養素的老鼠群，腫瘤發生率則是掉到十二％。而人類的DNA與老鼠相似度是九十九％……。

天然的腫瘤殺手

本書探討到最便宜、最安全，以及可能是最有效的治癌藥物應用方式，這也是為什麼我針對碳酸氫鈉的研究與著作，會引起這麼多人的注意的原因。

在我針對癌症的「天然對抗療法」研究中（包含前面所提及的那些營養素），小蘇打是最好用的，它的重要性位居第二，僅次於鎂。我對癌症以及其他病症都是採取具科學根據的詳盡研究方式，研究項目包括無毒但效用很強的穀胱甘肽（glutathione）、碘、硒、維生素C、光與熱等，以及其他既天然又有療效的治癌物質。

許多人都對西蒙奇尼醫師在羅馬使用碳酸氫鈉成功移除病人的癌症腫瘤非常驚訝，但就癌症治療而言，使用碳酸氫鈉是非常安全、便宜又有效的方式。碳酸氫鈉對癌細胞來說，是像氰化物那般無法與之抗衡。它會用極濃的鹼度對付那些癌細胞，好讓更多的氧氣能夠進入——癌細胞無法承受過高的含氧量，它們在那樣的環境中無法存活。因此，可以說碳酸氫鈉是腫瘤的殺手，跟其他藥物相比，它既安全又有效——這並非說患者只要使用碳酸氫鈉就可以完全被治癒，但這麼做對他們的病情一定會有幫助。

整個碳酸氫鈉的療程只需要數週到數個月，就算患者在療程後無法存活下來，使用碳酸氫鈉也能減低疼痛的程度，讓病患比較舒服一些。當患者在療程後病情順利穩定下來時，接下來還有些建議需要確實遵守，當中最重要的就是：養成健康的習慣。就像植物一樣，我們必須在日常生活中固定補充鎂、重碳酸鹽、碘、硒等礦物質，畢竟人類的身體正史無前例地持續暴露在危險之中，例如輻射（醫療測試）、化學製品、重金屬與大量的微波傳送輻射。

讓重度昏迷的白血病男孩恢復意識

西蒙奇尼醫師曾談到他早期使用重碳酸鹽的經驗。「我最早的病人是個十一歲的孩子，在一開始治療他時我就知道自己做對了。這孩子大概在早上十一點半時被送到小兒血液科病房，他那時已處於昏迷狀態，之前的診斷是白血病。由於狀況很嚴重，在巴勒莫（Palermo）與那不勒斯（Naples）大學接受過幾次化療後，他們就把他從西西里的某個鄉鎮送來羅馬。傷心絕望的母親對我說，自從孩子開始在不同的地方接受治療後，已有十五天的時間沒辦法跟她說話。她希望能在孩子臨死之前再一次聽到他的聲音，為此，她願意付出一切代價。我認為導致這個孩子持續昏迷的原因有兩個，一個是他大腦裡面真菌群的擴散，另一個則是他之前接受的治療所產生的毒性。於是決定用重碳酸鹽消滅大腦裡面的真菌群，同時透過靜脈注射葡萄糖液來為大腦解毒並且提供養分。我期盼這可以緩解症狀，事實上也確實如此。在透過靜脈持續注入重碳酸鹽與葡萄糖液後，當晚七點左右我去探視時，小男孩正跟他淚留滿面的母親說話……。」

這些年來網路上有大量關於碳酸氫鈉（小蘇打）的驚人研究報告，我是背後主要的推手。每次看到人們分享使用後的心得，我都很感

動。當然，也有許多人對此抱持懷疑態度，認為這些說法沒有科學根據，但事實上，這裡面並沒有所謂不科學的問題，因為談論碳酸氫鈉就是在談論基本的化學作用。本書中大多數的心得分享都是當事人的親身經驗，我則是以專家的身分跟讀者分享我的臨床經驗，以及各項研究報告的發現。

使用碳酸氫鈉的癌症治療，是一種天然的化學治療，它依據正規的程序進行，一方面能有效殺死癌細胞，一方面將嚴重的副作用減至最低，費用也很低廉。每一個人都應該要知道這點，沒有讓這樣的知識普及就是違背人性——有許多人因為不知道碳酸氫鈉的效用（碳酸氫鎂、碳酸氫鉀，甚至碳酸氫鈣等其他重碳酸鹽，也能為他們帶來的幫助），因此承受了許多不必要的痛苦。

你可以在超級市場用很便宜的價格就買到碳酸氫鈉。如果你住在美國，只要花五十美元就可以買到約二十二‧五公斤這種高品質的療癒聖品。你可以飲用或拿它來泡澡，然後享有最快、最安全、最低廉的抗癌治療——你在全世界都可以用十分便宜的價格買到它。而且，只消吃頓飯的時間，你就完成了這個零風險、高收益的癌症治療。

腫瘤科醫師的祕密武器

碳酸氫鈉是快速有效又安全的抗腫瘤劑，是治療癌症的必備品。長久以來，在沒有明說的情況下，腫瘤科醫師一直都在使用碳酸氫鈉，以避免病患在治療過程中受到化療物的毒害。

病人在接受化療之前、期間以及之後，都會使用到碳酸氫鈉。已有研究指出，腫瘤的pH值在碳酸氫鈉作用下的改變會提升化療的效果，這表示，若能在化療過程中適當地把重碳酸鹽作為主要的藥用物質，將有可能治癒癌症。

　　最早的化療藥物──氮芥（mechlorethamine，或稱chlorethamine、mustine、nitrogien mustard、HN2）是最早的抗腫瘤化療藥物（商品名mustargen）是由芥子氣（mustard gas，一戰期間使用的一種毒氣）衍生製成，它的使用造就了現在的抗腫瘤醫學。並且從那時開始，小蘇打就被拿來一起施用。事實上，若沒有加入小蘇打，常規的腫瘤醫學也不會有機會發展至今──因為會有太多的病人在治療過程中快速死亡。

　　如果你在服用癌德星（cyclophosphamide），醫護人員會為你大量注射摻了膀胱保護劑美司鈉（mesna，化學式$C_2H_5NaO_3S_2$）的點滴，以降低膀胱發炎的機率；若你服用滅殺除癌錠（methotrexate），醫護人員也會在療程之前與期間投以碳酸氫鈉（通常是用點滴），保護你的腎臟不受到損害。上述這些化學藥品都是芥子氣的衍生物，它們的出現是源自於人類對化學武器的研究，其使用方式是：將藥物妥善稀釋於快速滴注的靜脈注射液（IVF，靜脈點滴輸液）之中，然後用大約二百西西的注射液為病患進行靜脈灌流（注射方式分四種，此處指靜脈注射，而靜脈灌流為醫界常用詞）。

　　靜脈注射液最基本的成分是硫代硫酸鈉與碳酸氫鈉──少了重碳酸鹽與硫代硫酸鹽這兩個緩衝劑，病人馬上會被這些化學藥物毒死。

　　選擇用芥子氣這類的毒物來治病，而不是其他更安全的藥物，簡直是在地獄才會出現的情景。化學治療風險高、毒性又強，我們應該要讓選擇接受治療的病人知道，已經有研究指出，化療過程中真正發揮功效的可能是碳酸氫鈉而不是那些毒藥。為了讓簡單、便宜又安全的碳酸氫鈉能在體內發揮療效，我們要病患先吃掉那些毒藥，這實在是一件令人火冒三丈的事。要不是因為碳酸氫鈉早就被廣泛運用在癌症患者的療程之中，化學治療的發展及其造成的負面影響可能會非常嚴重。

Part1

別再小看小蘇打

Chapter 1

先認識重碳酸鹽

　　當我們瀕臨死亡之際，就是重碳酸鹽上場發揮作用的時候了，例如本書的主角碳酸氫鈉，就是急診室裡主要的重症用藥，它是可注射的營養劑，沒有風險，效用快又集中——當其他方法都不管用時，碳酸氫鈉可以幫助人度過難關，若沒有了它，急診室與加護病房的醫護人員一定會手足無措。

　　此外，施行對身體極具破壞性的化學治療時，若少了重碳酸鹽作為緩衝劑，其實反而更加危險致命。若想了解接受化療的人病情會如何急轉直下，只要停止施用重碳酸鹽，再把碼錶拿出來計時就會知道了。許多醫生與護士不知道，**碳酸氫鈉的作用一直是用來保護病人，不讓他們因化療與放療的毒性喪命，或避免他們的腎臟受到嚴重損害。**

　　碳酸氫鈉能治病、救人，能口服、經由皮膚吸收，亦可做成霧化吸入；它能夠透過靜脈施行，又或者在比較危急的醫療狀況下，由醫護人員施打注射。

　　碳酸氫鈉是天然、安全的抗真菌劑，將它與碘結合，便可對治全

部的微生物有機體。碳酸氫鈉對特定細菌與真菌的效力已經被證實，但它另一個對抗病毒的消毒劑角色，卻沒有太多人知道——將濃度五％及以上的碳酸氫鈉噴灑在食物表面，一分鐘後，它能消除附著其上九十九‧九九％的病毒。

此外，口服碳酸氫鈉或泡個碳酸氫鈉澡，就可以改變身體的pH值，因為小蘇打是一個電子供體——它能減低體內的酸度、提升鹼性，而當人體的pH值變高，細胞內的電壓與帶氧量都會大幅提升，當細胞的電壓升高，細胞的活動狀況及表現也會增強。這就是為什麼小蘇打對腎臟病來說是非常好的藥方，而洗腎中心也會固定對病人施用重碳酸鹽，只是他們不會四處宣揚這個做法，因為對那些專業人士而言，被人發現他們使用的不是什麼藥物，而是簡單、便宜的小蘇打，豈不是讓自己顏面盡失？

神奇的重碳酸根離子

碳酸氫鈉被當作藥物使用已經有長達一百五十年的歷史了。每個人都知道「Arm and Hammer」這個小蘇打牌子，但只有少數的醫生或一般人知道，為什麼碳酸氫鈉是這麼有效的良藥。

不過，隱藏在碳酸氫鈉裡的祕密，其實並不在於鈉，而是重碳酸根離子（bicarbonate ion）。

在急診室與加護病房裡，醫生們使用的最有效藥物之一便是碳酸氫鈉，因為重碳酸根離子能夠瞬間進入細胞的生理機能系統。人體雖然不需要額外補充鈉，但卻極度需要重碳酸鹽——除非你是住在極度乾淨的地方，攝取極為純淨的飲食。

北美地區每年都使用非常大量的碳酸氫鈉，根據貝楊‧湯姆里森

（Bryan Thomlison）的說法——他是Church and Dwight的公關主任，該公司位於紐澤西州普林斯頓，是世界主要的碳酸氫鈉製造公司（Arm & Hammer為其旗下品牌），「每年銷量都有三％的成長，比人口成長快了二倍。」隨著大眾越來越清楚碳酸氫鈉的效用，原本只待在冰箱裡的小蘇打即開始擴張它的領域，進入了五花八門的商品展列場，從洗髮精到工業清潔劑、牙膏，一直到現在，它已開始成為癌症與其他慢性病的治療藥方——醫界極度需要它展現神奇的化學平衡力，我們沒有理由不使用重碳酸鹽，讓它成為癌症和其他大多數臨床治療的常備良藥。

請大家放心，**碳酸氫鈉雖然是一種鹽類，卻不會像普通食鹽那樣讓人血壓升高**。我們所吃的加工食鹽事實上已不含礦物質，這會對血壓的調節造成重大的負面影響，但如果食用的是天然或未精製的粗鹽，血壓就不會上升，因為生命所需的礦物質都還留存在裡面。

注意！

碳酸氫鈉被當作藥物使用已經有長達一百五十年的歷史了，但只有少數的醫生或一般人知道，為什麼碳酸氫鈉是這麼有效的良藥。

人體酸鹼值的緩衝劑

重碳酸鹽對於人體生命的運作具有極大的影響力——它是酸鹼值緩衝劑，控制身體組織的鹼度。所有生化反應都具有酸鹼敏感性，運行其間的酵素（體內各種「酶」群的總稱）對其敏感度更高；酸鹼值的高低會影響體內新陳代謝的功能，身體的電位系統、細胞間的活動，以及酵素、礦物質與維生素的活化，也都與酸鹼值息息相關。

所有的癌症患者——事實上，是所有的慢性病患者——都需要牢記一件事：酸鹼值是控制大部分細胞代謝過程的重要角色。許多醫學生

理學的教科書都指出，血液中的酸鹼值平衡，是人體裡最重要的生化平衡之一。

細微的酸鹼值變化就會影響酵素

身體的酸鹼值非常重要，因為它會控制酶的活性度與體內的電流速，pH值越高（趨向鹼性）的物質或溶液，所含的電阻就越高，藉此控制人體生化反應的速度。

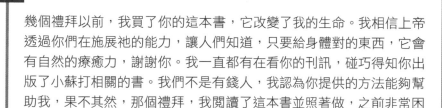

幾個禮拜以前，我買了你的這本書，它改變了我的生命。我相信上帝透過你們在施展祂的能力，讓人們知道，只要給身體對的東西，它會有自然的療癒力，謝謝你。我一直都有在看你的刊訊，碰巧得知你出版了小蘇打相關的書。我們不是有錢人，我認為你提供的方法能夠幫助我，果不其然，那個禮拜，我閱讀了這本書並照著做，之前非常困擾我的蕁麻疹竟然就好了。

我希望身體能達到你所謂的酸鹼值平衡，一開始我只用小蘇打加水，味道很恐怖，實在吞不下去，但後來讀到了不同的口服配方，我決定試試楓糖漿加小蘇打，比例三比一。這樣的調配味道好極了，我也不敢相信自己竟可以吃那麼多糖。

現在，我滿心歡喜，感覺超棒。我的心情很好，能量充沛，更重要的是，身體原先的腫脹發癢都不見了。我的頭髮變得茂密，肌膚更光滑，也不像之前那樣容易感覺到疲勞。自己的身體狀況能有這樣的天壤之別，實在令人難以置信啊！

感謝上帝的恩賜，祂激發了你的工作！

在看到你提示的一些方法後，我最近把Nascent Iodine（一種碘的營養補充品）也加進去。這麼做之後，原本已有改善的身體狀況，又變得更好了，而且我的孩子們也從這個方法中得到許多助益。我很高興在主流醫學之外，還有這個另類的選擇！

——L·C，美國德拉瓦州

每一種酵素都只能承受極小的酸鹼值改變，各有一個最適切的酸鹼度讓它保持最佳功能，因為酸鹼值的改變會造成分子內部以及各分子之間的鏈結斷裂，因而改變酵素的形狀與功能。

也就是說，酸鹼值一旦有了劇烈的改變，不僅僅會影響酶的形狀，同時，酶的受質（substrate，接受酶催化的反應物）的形狀或屬性作用也會因而改變。

pH值過低，表示身體過於趨向酸性，此時受質會無法與酶的活性部位（酶分子上與受質結合的特殊構造）結合，也沒有辦法被催化。

控制基因的表現

身體酸鹼值的改變對體內的影響甚鉅，就連基因都能直接感受到外部的酸鹼值。

氧化壓力（體內的抗氧化物質無法平衡過多的自由基，錯誤的生活習慣、藥物、環境毒素、輻射等，都會增加氧化壓力）過高，會讓酸鹼值指數性地趨酸，這對粒線體而言特別危險，因為它們對氧化壓力的反應最劇烈。已漸趨凌駕傳統基因學的表觀遺傳學（epigenetics）認為，與遺傳相比，錯誤飲食或抽菸等生活習慣對基因表現的影響更大。

鹼性環境能抑制過敏反應

「我有許多病人對化學物敏感或對過敏原有持續反應，我會用碳酸氫鈉幫他們做靜脈注射，這種自然療法對於容易在溫哥華的春、秋兩季過敏的人，簡直是太好用了。用靜脈注射鹼性的碳酸氫鈉，能快速消除過敏反應或氣喘症狀，因為這些症狀在鹼性的環境下是無法持續發作的。我有一些病人甚至選擇每天晚上喝一杯這樣的鹼性飲料，他們對化學敏感的症狀都因此而減輕了。」艾瑞克・詹（Eric Chan）

醫師這麼寫著，「所有我在溫哥華與列治文（Richmond）的病人對於這種療法的反應都很好。」

他總結說道：「毫無例外地，當我們為那些感到不適的病人增加他們體內組織的鹼度時，他們都覺得舒服多了。如同我先前所提到的，對化學有敏感反應的人來說，這麼做更加有效。它可以說是一種治本的方法，因為我們是在增加身體的能力，讓身體在面對有害的刺激物時，能以健康的方式回應。如果我用碳酸氫鈉幫這類病人做靜脈注射，通常是兩個禮拜做一次，四到五個星期為一個週期。使用碳酸氫鈉可以提高組織的鹼度，直接改善細胞的健康，是一個非常有效的方法。」

避免體外循環的腎臟併發症

因為心臟手術而需要接受體外循環的病人，如果能持續為他們注入碳酸氫鈉，將可減低急性腎功能障礙的發生（體外循環可能因為低灌注流量、低血壓、低血容量和〔上述原因所導致的〕酸血症等而影響腎功能，碳酸氫鈉則有助於平衡電解值變化，以預防酸血症）。

要讓體內流失的重碳酸鹽迅速回復平衡，傳統方法就是使用碳酸氫鈉，它是無機的、極鹼的，而且就像其他礦物質一樣，能夠影響的生物作用層面非常廣泛。

> **注意！**
>
> 要讓體內流失的重碳酸鹽迅速回復平衡，傳統方法就是使用碳酸氫鈉，它是無機的、極鹼的，而且能夠影響的生物作用層面非常廣泛。

碳酸氫鈉之所以會成為最有效的藥物之一，是因為重碳酸鹽的生理機能對我們的生命與健康來說實在至關重要；使用碳酸氫鈉就是那樣的簡單有效，它甚至還被用來協助人們受孕呢！

效果奇佳的防腐、消毒劑

許多口腔清潔產品的成分都含有碳酸氫鈉（小蘇打），它可以清潔牙齒與牙齦，也可以中和口中的酸性，同時還是一種預防感染的防腐劑。防腐劑是種能抗菌的物質，運用在活體組織與皮膚上，可以減少感染、化膿或腐敗的機率。

一般來說，防腐劑與抗生素的不同，在於它是透過淋巴系統到身體各處進行殺菌；而它與消毒劑的不同，則在於將它運用在無生命體上時，可以消滅微生物。有研究數據顯示（P<0.05，指這個研究統計是「碰巧出現」的機率小於五％，具顯著意義），<u>使用重碳酸鹽來做口腔保健，可以有效降低轉糖鏈球菌的數量。</u>

某些防腐劑僅能預防或抑制細菌繁殖，相較之下，有的防腐劑本身就是一種殺菌劑，能徹底消滅微生物。至於抗菌劑，則是一種有能力對抗細菌的防腐劑，它們可以殺死細菌，但不會傷及其他部分，能摧毀病毒微粒的殺菌劑則稱作抗病毒劑。

「戰亂期間，華沙極度缺乏醫療用品，特別是防腐劑。我們用濃度五％的碳酸氫鈉溶液擦在傷口上，也拿它來開刀，結果出乎預料的好。所有人對它所帶來的效用都很滿意，我之後執業也繼續這樣用它。」斯托靈頓波蘭醫院的葛羅斯醫師（Dr. Hedda Gorz）在一九四七年《英國醫學期刊》這樣寫道：「有兩個月的時間，病人都是待在地

DIY小蘇打糊，改善皮膚不適

你可以用三比一的比例，將三份的小蘇打加一份的水製作成小蘇打粉糊，然後把它塗在身體長疹子或不舒服的地方。塗上之後水分會很快揮發掉，只留下薄薄一層的小蘇打在皮膚上。

窖，以及其他條件很差、沒有水且沒有藥的可怕地方——戰地醫院都是設在地窖或隱密的避難所，而那些開腸破肚的傷患，傷口都已被砲彈殘骸弄得髒汙不堪。當時，他們所能得到的，就只有五％碳酸氫鈉溶液——那是當下我們唯一有的東西。

在那個悶得讓人喘不過氣的地窖裡，處理那麼多傷重的病人——每個外科醫師都知道胸部的開放性傷口聞起來有多惡臭，但在用了碳酸氫鈉之後，一切都變得比較可以忍受。」

保護神經不受傷

碳酸氫鈉也是治療暈眩的藥。碳酸氫鈉對神經產生的影響同樣十分有趣，舉例來說，如果我不小心吃了含有阿斯巴甜的食品——現今許多口香糖，甚至是兒童營養補充品（如flintstones vitamins，美國兒童營養補充產品的廠牌）都藏有這種甜味劑——泌尿系統的酸鹼值會馬上轉為酸性，降到五・五或更低。

我們的神經系統就像溫度計一樣控制著身體的酸鹼值，阿斯巴甜進入身體後被酵素分解成甲醇，之後變甲醛。當這樣的情況發生時，身體會快速轉為酸性，使神經系統受到損傷，因此免疫系統和控制體內平衡的「體內恆定機制」亦會受到影響。

由於在人體當中，**大腦的耗氧量（以重量來計算）非常大，所以它的酸鹼值相對來說其實較偏酸，正因為這樣，出了任何一點差錯，對大腦的影響都很大。**

不過，有一個很簡單的方式就可以保護神經不遭受損傷，那就是使用——小蘇打。

有一位母親這樣寫道：「這個療法對我的兩個孩子幫助很大，他

們走得很平靜，即便那時體內的酵母菌值很高。」（體內酵母菌過度繁殖，被認為是瀰漫性發展障礙〔PDD，神經系統失調導致的發育障礙，包括自閉症、亞斯伯格症、雷特氏症、兒童期崩解症、待分類的廣泛性發展障礙〕的背後凶手之一）

就像前面所說的，回復酸鹼值的平衡能夠減輕過敏現象。派崔夏‧肯恩（Patricia Kane）則表示，「這些孩子的電解質受到極大的干擾，並且有酸中毒的傾向（低一氧化碳）。數值非常清楚的指出，有酸中毒與缺氧情況（低血清重碳酸鹽等於低含氧），我們施用了碳酸氫鉀、碳酸氫鈉、碳酸鎂等。現在，我們知道為什麼有許多小孩對緩衝劑C（碳酸氫鉀、碳酸鈣與碳酸鎂）有反應，而有的小朋友卻需要特定的緩衝劑（舉例來說，有的小孩嚴重缺乏菸鹼酸）。」

更多的醫療妙用

小蘇打這個簡單的家用產品，可以用來烘焙、清潔、治療蜜蜂螫傷與胃酸過多，有時候甚至可以讓人免去洗腎之苦，或至少讓人在洗腎過程中好過一點。

碳酸氫鈉常被當作治療胃酸過多與胃灼熱的口服抗酸劑；它也可以口服方式治療慢性代謝性酸中毒，例如慢性腎衰竭與腎小管性酸中毒；使用碳酸氫鈉治療尿酸腎結石與過量服用阿斯匹林，則能夠幫助我們鹼化尿液。

注意！

小蘇打除了作為烘焙、清潔的居家用途外，還可以治療蜜蜂螫傷與胃酸過多，甚至協助人們受孕。

運用在治療呼吸性酸中毒時，被注入的重碳酸根離子能將血漿的碳酸（carbonic acid）／重碳酸鹽緩衝劑指引到心臟左側，提升其酸鹼值。這就是在醫療人員監測之下所進行的心

肺復甦術中，碳酸氫鈉會被拿來使用的原因，但要注意的是，唯有當血液的酸鹼值被標記為低落時（即酸鹼值小於七・一至七・〇），才可施用重碳酸鹽。

　　碳酸氫鈉可以被使用的醫療範圍相當廣泛。之後我們會談到它如何被使用在癌症、腎臟病、氣喘與糖尿病的治療當中，但在此之前，我們需要先了解碳酸氫鈉深具療效的原因，以及為什麼對人體的健康來說，血液中是否有足夠的重碳酸鹽，是如此至關重要。

Chapter 2

最好用的重碳酸鹽——小蘇打

　　我們之所以會老、會生病，是因為血液中的重碳酸鹽減少，而不是老化的結果。只要為血液補充足夠的重碳酸鹽，我們就不會老得太快，而在增加體內重碳酸鹽濃度的各種方法當中，以使用碳酸氫鈉的效果最為明顯。

　　重碳酸鹽的輸送系統在人體基本運作功能中既簡單又重要，當這個系統被打亂時，我們就會出現種種的不適。

　　重碳酸根（HCO_3-）無法直接穿透生物膜，需要專門的細胞質膜重碳酸鹽運輸蛋白（重碳酸鹽傳輸者）來協助它進出細胞。重碳酸根是鹼性，流入細胞後會讓細胞鹼化，流出則是酸化。

　　由重碳酸鹽輸送系統負責的生理機能包括：

· 調節細胞和整個身體的酸鹼值。
· 調節細胞容積與流體分泌。
· 處理身體主要的代謝廢物（二氧化碳／重碳酸根）。

補充小蘇打會不會攝取太多鈉？

　　碳酸氫鈉——事實上所有重碳酸鹽都一樣——對身體來說，都是安全、容易操作的有效用藥。動物身體裡面四種主要的礦物質是：鈉、鎂、鉀與鈣，而這四種礦物質都可以構成重碳酸鹽，舉例來說，鎂在海洋中的含量豐富（位居第二），於是碳酸氫鎂就成了海中哺乳類動物主要的氧氣輸送者，牠們的生理機能會仔細地將鈉排出（牠們的生活環境中鈉很多）。

　　至於重碳酸鹽裡最好用的碳酸氫鈉，當中「只有」二十八％是鈉，這意思是，你吃進去的四公克只有一公克是鈉。鈉是身體必需的營養素，它讓體內的體液保持平衡，也讓神經信號連結順暢。你的身體需要適量的鈉才能進行血壓與體液的調節，同時讓肌肉與神經和諧運作。

注意！

碳酸氫鈉——其實所有重碳酸鹽都一樣——對身體來說都是安全、容易操作的有效用藥。

人體其實需要的鈉

　　當鈉攝取不足時，身體在激烈運動後會很難緩和下來。身體發熱時會流汗，此時若鈉不夠，流的汗就不多，容易導致全身過熱，引發中暑、衰竭、脫水等現象。

　　鈉是能量的載體，同時也負責傳遞的工作。它從頭腦接受到訊息後，透過神經系統將指令傳送給肌肉，好讓肌肉能夠依據大腦的命令行動。如果你想要揮動手臂或收縮肌肉，大腦會先送一個訊息給鈉分子，然後它會被傳給鉀分子，之後又被傳給鈉分子，如此持續下去，直到抵達目的地——然後，你的肌肉就收縮了。這就是所謂鈉、鉀離子的交換，少了鈉，你就無法移動你的身體。

人體大部分的鈉都存在血液與淋巴液裡面（約八十五％），多餘的（比如飲食中過量攝取）主要是透過尿液排出。人體的鈉含量有一部分是由腎上腺素分泌的一種荷爾蒙——醛固酮所控制，醛固酮的多寡會決定鈉是要留在腎臟，或隨尿液排出體外。

葛森療法並沒有完全不攝取鈉

自然療法之父馬克斯・葛森（Max Gerson）醫師的女兒夏綠蒂・葛森（Charlotte Gerson）曾說：「鈉是不好的，不管是什麼形式的鈉。」葛森的癌症療法中一個很重要的原則，就是高鉀低鈉飲食法，佛利曼・寇普（Freeman Cope）也提及：「葛森療法提倡的高鉀低鈉飲食法已證實治癒許多癌症末期的病人，但背後的機制是什麼還不清楚。波士頓大學的『凌實驗室』（The Ling Lab，新細胞生物學之父——凌寧博士的實驗室）的研究指出，高鉀低鈉的環境可以讓部分受損的細胞蛋白質回復其損害前的型態，也因此，受到癌細胞與所注射的毒物侵襲的其他組織，或許可以從葛森療法中獲得部分的修復。」

我們可以確定的是，葛森療法並不是完全不攝取鈉。葛森本人的確不贊成吃過量的鈉，但就算是生食（甚至生機飲食），裡面多少一定會有鈉，葛森療法中每天大量攝取的蔬菜水果就含有鈉。所以，夏綠蒂說不管什麼形式的鈉都不要吃，實在有點不合實際狀況。

大部分人都吃錯鹽

碳酸氫鈉是一種急症用藥，也是一種便宜的癌症療法，它可以鹼化身體；每天用它刷牙並搭配生機飲食幾週或幾個月，身體的酸鹼值便會有明顯的提升。

這種日常的使用並不會讓體內的鈉含量或血壓升高，因為這並不

是我們需要嚴加提防的那種鈉（如氯化鈉），攝取大量的精鹽對身體有害，應該以適量的粗鹽、海藻鹽或喜瑪拉雅岩鹽取代。

大衛・布朗思坦（David Brownstein）醫師在他所著的《用鹽保健康》中寫道：「每當我跟病人說他們需要增加鹽的攝取量時，總會換來一臉的狐疑。每一個上門的病人，我都會仔細確認他們鹽的攝取量，最後我得出了一個結論：大多數的人鹽都吃得不夠。我想你大概會以為自己眼花看錯了！我們一直認為飲食應該要少鹽，權威人士總是宣稱，想要活得健康、沒有高血壓，鹽的攝取就要少一點，但這是錯的，少鹽不會讓我們更健康，也不會降低高血壓。有超過十五年的時間我都在推廣鹽的重要性，它是身體第二重要的成分，僅次於水。我們每天都需要攝取足夠的好鹽，才能讓身體進行上百種生物反應。鹽會造成血壓問題嗎？大部分人減少鹽的攝取之後，血壓並沒有明顯的降低。我在書中有引用許多研究，指出人們認為少鹽能夠降血壓是個謬誤。只有非常少數的人才會對鹽極其敏感，但這樣的人實在

史克斯醫生，你好，

有關鹽的部分，我之前為了癌症的研究去訪問過葛森的病人，他們的療程進行得都很順利；我也閱讀了葛森的著作，但最近注意到，夏綠蒂只宣稱有三十五％癌症治癒率，雖然那些多是棘手的案例，而我認為治療結果是有可能更好的。於是，我自己展開了一個實驗，從原本就已非常清淡的生機飲食中拿掉所有的添加鹽，並仔細觀察。幾個禮拜之後，我發現我整個人沒有什麼能量，體內無法保持最佳的水量，而這可能會造成許多嚴重的後果，畢竟沒有足夠的水分，身體將很難保持正常運作。當我重新攝取鹽分（喜瑪拉雅岩鹽），體力馬上就恢復了，體內水分增加到最佳值，身體的耐受力也恢復到正常。

——理查・塞克斯

不多見。在常規醫學理論中,鹽有兩個離子:鈉與氯化物。精鹽內有九十九％含鈉和氯,及有毒添加劑,如亞鐵氰化物與鋁,粗鹽是比較好的選擇,它含有許多精鹽缺少的重要礦物質。」

重碳酸鹽缺乏讓體質酸化生病

重碳酸鹽缺乏是一種醫療常見卻最無法被辨識的狀況,但酸鹼值偏酸(與重碳酸根離子缺乏有關)會引發的種種問題,對人的生理系統會造成很大的影響,越偏向酸性,對細胞造成的問題就越大。所有的生化反應都具有酸鹼敏感性,特別是酵素。

琳達‧佛拉斯托(Lynda Frassetto)醫師談到,使用碳酸氫鈉與其他重碳酸鹽礦物質最重要的原因:「血液中的重碳酸鹽如果不足,會降低我們處理(中和與丟棄)身體所製造出的酸性物質能力,這就是我們變老的原因。鹼性水最重要的工作就是增加血液中的重碳酸鹽,因為人體老化的過程中,重碳酸鹽持續在流失;只要能夠補足血液所需的重碳酸鹽,我們就不會變老!增加血液裡的重碳酸鹽,能預防老化與隨著年紀會有的退化性疾病。」

就算是健康的人,體內的重碳酸鹽也會在四十五歲左右開始明顯下降,到了九十歲,血液中就已流失十八％的重碳酸鹽。重碳酸鹽是能中和酸性的鹼性緩衝劑,缺少重碳酸鹽,會讓血液無法有效排除酸性物質,而體質過酸會引發一些退化性疾病,如胃食道逆流、腎結石、糖尿病、高血壓、骨質疏鬆症、心臟疾病、癌症與痛風,可見血液中的重碳酸鹽減少,是讓人變老與生病的原因。人體只有在胃分泌胃酸時,重碳酸鹽才會進入血液,因此我們平時要盡可能飲用富含鹼性礦物質的飲料,裡面若含豐富的重碳酸鹽與鎂會更好。

空腹時的胃酸量少，胃裡的酸鹼值可能偏高，而飲用高鹼性飲料（pH值在九‧五至十之間）會相對地再提高胃內的酸鹼值，進而促使它分泌胃酸，來讓更多的重碳酸鹽進入血液。讓身體保持在鹼性狀態，不是指增加唾液或尿液中的酸鹼值，而是增加重碳酸鹽在血液中的濃度，如此一來，血液的酸鹼值不會改變，但是中和身體酸性的能力是會大大提升的。

二氧化碳、汽泡水和重碳酸鹽

碳酸水是含有二氧化碳的水，其製作原理是以高壓方式直接將二氧化碳打入水中，碳酸水可以由工廠生產製造，亦可用很便宜的方式在家製作，不喝這類飲料的人就等於錯過這個滋養身體、讓人變得健康愉悅的機會了。你要說它是氣泡水、蘇打水或氣泡礦泉水都行，因為它們指的是一樣的東西；至於天然泉水中所含的碳酸，則源自於岩層中豐富的二氧化碳。

我們需要了解飲用氣泡水（因注入二氧化碳時有嘶嘶聲而得名）與喝碳酸氫鈉水（會在胃中轉變成二氧化碳）兩者的關係。有些人認為，不需要特別去喝含重碳酸鹽的水，因為它下肚之後就變成胃中的二氧化碳，這想法實在是大錯特錯！

・有「氣泡」有差

《營養雜誌》曾做過一個有關氣泡礦泉水與無氣泡礦泉水的研究。兩組受試者分別連續兩個月喝有氣泡、無氣泡的礦泉水，每天一公升；兩個月後交換，再花兩個月的時間每大飲用前一次沒喝到的另一種水。結果發現，喝氣泡水的成員的低密度脂蛋白膽固醇（LDL cholesterol，被視為是引起心臟疾病的因子）明顯減少，而高密度脂蛋白

膽固醇（HDL cholesterol，能降低心臟疾病的發生）有明顯的提升。**飲用氣泡水引起的生化反應，估計能在下一個十年當中，讓女性發生心臟疾病的可能性降低三分之一。**

受試者在實驗中接受一系列的檢查，包括血壓、各式各樣血液成分的測量、膽固醇。有趣的是，飲用充滿鈉的礦泉水並沒有導致血壓升高——碳酸氫鈉不會增加血壓，儘管它裡面有鈉。根據《美國醫藥雜誌》的研究，最理想的水是一公升中有超過四十八毫克的鎂與八十五毫克的鈣，以及少於一百九十五毫克的鈉——但如果鈣含量比鎂多兩倍，這個水就會有極大的不同。

有人認為，碳酸水會腐蝕牙齒與骨頭，讓鈣質流失、讓胃呈現酸性，這是沒有根據的說法。一個健康的人並不會因為飲用碳酸水而生病，反倒會更健康，若能將更多的重碳酸鹽與鎂摻入飲用，效果會更好。

大部分人並不了解二氧化碳的重要性，以及它與重碳酸鹽的關係，所以很容易就抹煞重碳酸鹽這樣的好東西。缺少二氧化碳（如此也會缺氧）是身體開始出現問題的前兆，這樣的狀態若持續一段時間，我們就會開始老化，好發各種疾病與癌症。

> **注意！**
>
> 缺少二氧化碳（如此也會缺氧）是身體開始出現問題的前兆，這樣的狀態若持續一段時間，我們就會開始老化，好發各種疾病與癌症。

・二氧化碳不足會導致血酸過高

在正常的克氏循環（Krebs cycle，三大營養素——醣類、蛋白質和脂肪酸轉化為能量的重要途徑，其過程中的中間代謝物又是許多生物合成途徑的起點，所以既是分解代謝的途徑，又是合成代謝的途徑）運作之下，會產生二氧化碳這個副產品，一旦這個循環受到干擾，沒有產生足夠的二氧化碳，就會造成重碳酸根不足。

　　基本上，透過肺部釋出碳酸的二氧化碳呼吸，是身體掌控血酸的主要機制，而透過腎臟釋出重碳酸鹽，則是掌控身體鹼度的主要機制。體內的二氧化碳不足會影響身體平衡酸鹼值的系統，這通常是發生在乳酸與氫離子增高，導致體內組織出現無氧代謝的時候；此外，它也會發生在呼吸短促的情況下，通常所有慢性病與癌症病人都會如此。

酸性體質易導致慢性疾病

　　現代人的飲食習慣讓身體變成不健康的酸性體質，而酸鹼值失衡會影響細胞的活力與功能，甚至因此讓酸鹼值掉得更低。過度的酸性會使細胞變性（細胞和細胞間質內受損引起代謝障礙，並出現異常或正常物質異常增多的狀況，通常還會伴隨功能低下），最終導致嚴重的健康問題，例如癌症、心血管疾病、糖尿病、骨質疏鬆與胃灼熱。

　　一般而言，身體的生理功能在非酸性（鹼性）的環境底下運作得最好，這個事實也充分說明了小蘇打對人體的益處。

　　健康專家桑黃（Sang Whang）說道：「四十五歲以前，我們體內重碳酸鹽的含量大致不變，之後它會逐漸降低，到九十歲左右會減少十八％。

　　一般來說，成人的退化性疾病，如糖尿病、高血壓，就是四十五歲之後開始發生的，然後情況會持續惡化到九十歲或者更久。這是由於血液中重碳酸鹽的減少影響了血液的流動，以及它們處理持續被身體代謝的酸性物質的能力，許多因酸而導致的退化性疾病就會發生，如血凝塊、胃食道逆流、心臟疾病、骨質疏鬆、痛風、糖尿病、高血壓、腎臟病、癌症與中風。阿茲海默症其實就是一種腦部緩慢酸化而產生的病變。所有的疾病都是源自於全身性的酸中毒，這其實就是指血液中重碳酸鹽的含量不足。」

當身體的重碳酸鹽足夠，我們就有能力抵擋化學毒性的侵襲，特別是重金屬、化學物品以及環境中日益增多的輻射問題。

• 游泳池酸鹼值維護的借鏡

　　要照顧好一座游泳池，酸鹼值的掌控非常重要，必須隨時讓它保持適當的總鹼度（TA），一旦總鹼度太低，大理石及灰泥牆面會被蝕刻，金屬會被腐蝕，池面與地板會變髒汙，池水會變綠……，這會傷害到泳者的眼睛。泳池水的鹼度在水的化學作用裡扮演著主要角色，所以定期檢測絕對必要。一般建議是，在池水的酸鹼值出現小變化時就要進行調整，因為在數值有一點高或有一點低時調整是最容易的——有游泳池的人都知道，千萬不要等到酸鹼值差太多時才想要一次調整到位。

　　醫生們可以從泳池維護人員那裡學習到，如何診斷與治療身體最

測試自己的酸鹼值

只要使用測試酸鹼值的試紙，就可以輕鬆在家中測得自己的酸鹼值。在使用小蘇打與酸鹼值藥劑前，第一步就是要先知道自己的身體是否是酸性的。

若要檢測的是唾液的酸鹼值，請餐後至少兩小時後再做。首先，讓你的口中充滿唾液再嚥下，這樣重複幾次之後，再把唾液吐在酸鹼值試紙上。正常的唾液應該會讓試紙變藍色，處於微鹼的七・四；如果不是藍色的，就對照一下隨試紙附有的色別表。若你的唾液是酸性（七・〇以下），兩個小時後請再測一次確認。健康的人的酸鹼值應位於七・五（深藍）與七・一（藍）的微鹼區間。酸鹼值六・五（藍—綠）是弱酸，若到四・五（淺黃）則是強酸。大多數小孩是深藍色，酸鹼值七・五。

你也可以測試尿液的酸鹼度，如果你的尿液酸鹼值通常維持在早上六・五、傍晚七・五，那就是在正常的區間。血漿的酸鹼值正常情況是微鹼——七・三至七・四，但尿液的酸鹼值較容易比正常值稍低，介於六・八至七・〇，有人認為這是由於腎臟需要將酸性物質從身體排除，因此會造成尿液趨向酸性。

基本的生化反應，他們可以給每一位病人便宜的酸鹼值測試條，讓他們回家檢測自己的體液。

所有的細胞都需要適當的酸鹼值才會有最佳表現，一旦身體偏酸性或過鹼，酵素的活性、細胞修復力與細胞的繁殖等化學反應都會受到抑制。雷蒙・法蘭西斯（Raymond Francis）寫道：「酸鹼值七是中性的，〇到七是酸性，七到十四是鹼性。細胞內正常的pH值是七・四，微鹼性，所以，要讓身體系統正常運作，讓細胞內液體和身體其他部分的液體保持在正常的酸鹼值，就顯得非常重要了。」

・血液酸鹼值失衡會致命

當身體沒有處在最佳的酸鹼值時，也許大部分功能仍可照常運作，但血液不行。艾恩・斯林頓（Ian Shillington）醫師寫道：「你的血液是在pH值七・三與七・五之間運作，偏鹼性，一旦超出這個範圍，你就沒命了。」這就是為什麼急診室與加護病房這類緊急救人的地方都會使用碳酸氫鈉，當酸鹼值掉到七・三以下時，碳酸氫鈉可以「馬上」將病危的人救回來。

酸性體質與慢性健康問題有關，包括容易疲勞，這對許多辛勤工作與活動量大的人來說非常常見。<u>酸性體質已被確認是造成骨性關節炎與風濕的原因，但大家都習慣將焦點放在酸性食物上，而真正的問題其實是出在身體失去了抵禦酸性物質的能力。</u>一個健康的身體要去消化像是柑橘或番茄等酸味食物，應該是沒有任何問題的。

・影響運動能力

運動競賽強調速度及持久度，身體肌肉收縮的主要動力來源是由無氧醣解作用（anaerobic glycolysis）所提供，但當體內氫離子累積過

量，造成肌肉酸性越來越嚴重（在沒有氧氣的情況下，人體的乳酸系統會在無氧醣解作用下製造能量，同時產生乳酸。身體產生一個乳酸分子，就有一個氫離子形成，氫離子會降低血液的pH值，使肌肉呈酸性。身體會回收乳酸再將其轉化為能量，並同時帶走氫離子，但當乳酸爆增到某種程度，而身體無法再回收時，氫離子就會累積在肌肉中），醣解作用就會受到限制──一旦酸度增加，便會抑制能量的轉換以及肌肉收縮的能力，讓運動員的表現大打折扣。

・導致基因突變，甚至造成癌症

細胞生長過程中對毀損的DNA的回應方式，決定了它們是先暫停運作、修復自己、自我消滅，或是無意識地繁殖，最終造成癌症。隨著大腦酸鹼值的降低，大部分存在於粒線體、伴護蛋白（Chaperone，蛋白質製造時，將蛋白質摺疊成應該呈現的立體形狀的輔助分子）的基因，以及細胞核蛋白酶體途徑對DNA編碼基因表現的調控力，都會大受影響。

「pH奇蹟生活中心」（pH Miracle Living Center）的總監羅伯特・楊格醫師（Robert O. Young）建議：「細胞內所有基因的改變，都是源自於細胞周圍酸化的結果，這些細胞變化通常是由於環境充滿了酸性因子所造成，例如有吸菸習慣或暴露在二手菸之中，又例如是在充滿酸性汙染的地方生活或工作。酸化產生的基因改變會導致癌症發生，所以最好的預防之道，就是採取鹼性的飲食與生活方式，讓細胞周遭的液體都能維持在微鹼的狀態。」

酸性體質的症狀

酸性體質會產生的症狀有許多不同的型態，以下分為初期、中期與晚期，這些症狀都是身體過酸時常見的現象。

初期症狀	粉刺／銼瘡／青春痘	煩躁	浮腫	對氣味、燃氣加熱的化學物敏感
	手腳冰冷	便祕	腹瀉	頭暈
	便祕	對食物過敏	早上起床很難醒	胃灼熱
	小便灼熱	過動	心律不整	全身關節不時痠痛
	缺少性趨力	活動力差	口中有金屬味	輕度頭痛
	肌肉痠痛	恐慌發作	經前症候與經痛	經前焦慮與抑鬱
	心跳加快	呼吸急促	尿液出現異味	白色舌苔
中期症狀	氣喘	支氣管炎	憂鬱	結腸炎
	真菌感染（白色念珠菌、香港腳、陰道感染）	嗅覺、味覺、視覺與聽覺出了狀況	病毒感染（葡萄球菌、鏈球菌）	單純皰疹（皰疹一型、二型）
	子宮內膜異位	大量掉髮	胃炎	膀胱炎
	花粉過敏	麻疹	陽痿	耳朵痛
	注意力缺失	喪失記憶	偏頭痛	麻刺感
	乾癬	鼻竇炎	口吃	腫脹
	尿道炎	尿道感染	病毒感染（感冒、流感）	
晚期症狀	各種癌症	克隆氏症	何杰金氏症	學習障礙
	白血病	多發性硬化症	重肌無力症	類風濕性關節炎
	結節病	思覺失調症	硬皮症	系統性紅斑性狼瘡
	肺結核			

資料來源：Alkalize or die, Dr. Theodore A. Baroody, 1991

鹼性飲食法＋小蘇打，平衡身體酸鹼值

身體呈現的症狀是試圖要告訴你一些事情，唯有了解這一點，你才能夠發覺症狀背後所隱藏的問題；只有治療表面的症狀，卻沒有處理背後的原因，那是沒有效果的。透過觀察自己有沒有上述所列的情況，可以讓你了解身體是否有酸鹼值失衡的問題。

然而，就算是極酸的體質，仍可透過健康的飲食方式，來排除體內過多的酸性廢棄物，讓身體得到平衡。最理想的飲食要富含鹼性食物，因為鹼性體質能減少體內毒物的產生，同時強化免疫系統。若要身體全面健康，體內所有系統都需保持平衡，只改善胃的吸收是不夠的。因此，身體需要進行大掃除，而採取鹼性飲食法來恢復健康的酸鹼值，會得到最好的長效結果；我們還可以使用碳酸氫鈉來協助加快這個過程，但要記住，從長遠來看，它並不能取代鹼性飲食法。

口服碳酸氫鈉能夠讓我們「迅速」回到比較健康的鹼性，之後務必搭配適當的鹼性飲食法維持身體的狀態。碳酸氫鈉能提供在「標準美國飲食」（Standard American Diet，SAD）當中身體所缺的營養，建議用法是（此處劑量依美國飲食標準設定，應用時請參酌使用）：

一杯約兩百三十五毫升（ml）的水最多配八分之一茶匙的碳酸氫鈉，同時放入四分之一的檸檬切片（增加鉀以平衡鈉），一天（二十四小時為週期）的使用量最多是一又二分之一到二茶匙的碳酸氫鈉。

在更後面的章節，我們會談到如何實際運用容易又安全的小蘇打治療法，但在這之前，我們還要(1)再多提一下另一個重要角色——二氧化碳，因為重碳酸鹽與二氧化碳是同一種東西的不同形式；(2)接著再更重視討論一下酸鹼值的問題。

Chapter 3

重碳酸鹽
其實是二氧化碳藥物

其實，這本書的書名也可以定為「二氧化碳藥物」，因為當我們提到重碳酸鹽時，談的其實就是二氧化碳。**碳酸氫鈉進入胃中就會變成二氧化碳，提高胃酸的分泌量，同時也會增加血液中的重碳酸鹽含量**，而重碳酸鹽是重要的緩衝劑，對平衡血液的化學反應來說，是不可或缺的部分。

重碳酸根離子的化學式是HCO_3-；二氧化碳是以不同的形式存在於血液中，如重碳酸鹽、溶解的二氧化碳以及碳酸，而有九十％是重碳酸鹽或HCO_3。溶解的二氧化碳與重碳酸根離子在碳酸酐酶（能在血液與其他組織中維持酸鹼的平衡）的催化下，能直接快速的相互轉換。了解二氧化碳與重碳酸鹽之間的關係，是認識醫藥與健康的重要關鍵。

「事實上，與氧氣相比，二氧化碳對生物體來說是更重要的元素。在石炭紀時代之前，生物存在於地球已有百萬年的歷史，那時候環境中的大氣充滿著比現在還要多的二氧化碳，甚至可能還有一段時期空氣裡完全沒有氧氣。」揚德爾·漢德森（Yandell Henderson）醫生

在他一九四〇年寫的《醫學百科全書》中寫道，「二氧化碳是整個人體內主要的荷爾蒙，身體每一個組織都會自行製造它，然後被用在每一個器官上。」

漢德森醫生指出，**碳酸氫鈉作用有效的原因就在於二氧化碳。**根據他的說法，二氧化碳最起碼有三種明確的作用：

(1)它是血液酸鹼平衡中最主要的因素之一。
(2)它控制人體的呼吸。
(3)就心臟與末梢循環來說，它有極重要的影響。

比氧更重要的二氧化碳

艾琳那・瓦思傑瓦（Alina Vasiljeva）與大衛・尼阿斯（David Nias）醫師寫道：「在十九世紀末期，科學家波爾（Bohr）與維果（Verigo）發現了一個奇怪的現象：血液中的二氧化碳減低也會造成細胞供氧量減少，特別是頭、心臟與腎臟。可見氧氣跟血紅素的結合，與二氧化碳息息相關。」

十九世紀柏林的尊特（Zuntz）發現，跟氧氣不同的是，二氧化碳並非由血紅素運輸，他還指出，血液中的二氧化碳會與鹼性物質結合，最常結合的是具平衡酸鹼值作用的碳酸氫鈉。**所有的二氧化碳都會溶解在血漿中，一部分是直接溶解，另一部分則是與鹼結合成重碳酸鹽。**

二氧化碳不足會使組織缺氧

一旦血液中二氧化碳的含量低於正常值，要讓血紅素釋出氧氣就有困難了，因此，「維果—波爾定律」說道：「當我們終於了解到身

體需要二氧化碳，猶如植物沒有它就不能活一樣，這意謂著它對身體的健康極度重要。在面對重大疾病的挑戰時，比方說癌症、糖尿病、神經系統、腎臟與萊姆症，我們就會立即明白碳酸氫鈉對身體如此重要的原因。」

小蘇打（碳酸氫鈉）遇到胃酸時會馬上起反應。

$$NaHCO_3 + HCl \rightarrow NaCl + H_2O + CO_2$$

也就是說——「碳酸氫鈉＋胃酸」會產生「鹽＋水＋二氧化碳」。

酸鹼值的改變會讓胃分泌胃酸，讓重碳酸鹽進入血液。二氧化碳是一個中性、無極性的分子，可以很快地進入細胞膜；重碳酸鹽是二氧化碳的帶電物質，不大能穿透細胞膜，除非是在跨膜通道的協助下，例如鎂鈣通道。

用碳酸氫鈉加上大量的檸檬酸來泡澡，很快就會出現化學變化，你會看到數不盡的二氧化碳小泡泡冒出來，它可以很容易就穿透肌膚。重碳酸根離子是兩性的，可以是酸性，也可以是鹼性，視與它起作用的物質而定。

如果重碳酸根離子與一個酸結合，它會呈現鹼性，然後釋出二氧化碳。

$$H^+ + HCO_3^- \longleftrightarrow H_2O + CO_2$$

如果重碳酸根離子與一個鹼作結合，它就會變成酸八三（一種酸值的表示）：

$$OH^- + HCO_3^- \longleftrightarrow HOH + CO_3$$

通常我們會覺得它是鹼性，因為透過接受一個質子，它能提升水的酸鹼值：

$$HCO_3^- + H_2O \longleftrightarrow H_2CO_3 + OH^-$$

但若你把重碳酸鹽加入強鹼溶液，事實上它會因為丟出一個質子而降低其酸鹼值：

$$HCO_3^- + OH^- \longleftrightarrow CO_3(_2-) + H_2O$$

根據「維果—波爾效應」，因為過度換氣而造成二氧化碳缺乏，會使體內細胞產生部分氧不足的情況，此稱為組織缺氧（氧氣不足），這對神經系統會有負面影響。

影響身體的新陳代謝

約瑟夫·普斯特利（Joseph Priestley）在一七七五年發現水缸缸壁出現「綠色物質」的沉積，形成「脫燃素氣體」（dephlogisticated air）的泡泡（此氣體就是氧氣），之後英根-豪斯（Ingen-Housz）發現「光」在這個過程中的重要性，然後要再到一七八二年，賽尼巴爾（Senebier）才確認植物需要有二氧化碳才能製造氧氣。

氧氣和二氧化碳彼此不是對立的，其中一個氣體的增加，不表示另一個氣體必然會減少。

血液中這兩種氣體有時低有時高，在臨床條件下，低氧與低二氧

化碳的情況通常會一起發生，增加二氧化碳的治療方式，是讓患者吸入已稀釋於空氣中的二氧化碳氣體，通常這是一個可以有效增加血液與組織中氧化作用的方式。

> 住在高海拔地區的人與住在靠近海平面的人相比，前者活得比較久，癌症、心臟疾病以及其他退化性疾病的發生率比較低。

高海拔地區有大量的二氧化碳，氧氣比較少。俄國醫生康斯坦丁・布捷伊科（Konstantin Buteyko）讓人們了解到二氧化碳對身體新陳代謝的重要性，以及如果體內的二氧化碳含量不夠，將導致慢性疾病的發生。

二氧化碳的分子是由一個碳原子與兩個氧原子所組成，無色無味，很難檢測；在地球發展的過程中，大氣中二氧化碳的含量是處在不斷變動的狀態。

葛倫・馬許（Gerald Marsh）醫生告訴我們，二氧化碳的濃度在五億年前是現在的十三倍以上，兩千萬年前二氧化碳的含量往下掉了許多，不到現在的兩倍。但從一七五〇年起，空氣中二氧化碳的濃度從二百七十八ppm（ppm指百萬分之一）往上升到超過三百八十ppm，植物因此可以取得較多的二氧化碳而快速生長。

科學家們一般都認為，二氧化碳含量的提高會促進主要穀物的生長，比方說玉蜀黍、稻米與黃豆，產量約提升十三％左右。

注意！
二氧化碳對促進人體的新陳代謝相當重要，如果體內的二氧化碳含量不夠，將導致慢性疾病的發生。

急診室裡的二氧化碳

　　每天至少花三十分鐘從事中度或激烈運動的人，罹患癌症的機率與其他人相比少了五十％。中度或激烈運動後所增加的耗氧量，能降低罹癌風險，芬蘭曾針對二千五百六十人進行一年的調查，研究對象的年齡落在四十二至六十一歲區間，他們在休閒時均有從事體力活動，這習慣維持至少超過一年。根據發表於七月二十八日《英國運動醫學雜誌》網站上的報告，這些人過去都沒有癌症病史，研究者發現，在將其他因素也考量進來之後，如年紀、菸酒習慣、身體質量指數，以及纖維、脂肪的攝取量等，結果發現，增加的一・二代謝單位（耗氧量）與癌症死亡率的減低有關，特別是肺癌與胃腸癌。

　　因為提倡用碳酸氫鈉治療癌症，所以這些年來常常有人取笑我，但我知道那些人對自己批評的東西一點概念也沒有。醫院裡的緊急照護單位均有使用依據美國藥典訂定的醫用級二氧化碳，二氧化碳在醫療上的用途有下列幾項，當然，也應該將癌症與糖尿病歸入其中：

- 作為充氣氣體，適用於侵入性極低的手術（腹腔鏡、內視鏡、關節鏡），可撐大體腔、穩定身體，增進檢查效果。
- 在進行不同醫療程序時增加患者呼吸深度，避免憋氣與支氣管痙攣。
- 在不同情況底下（如慢性下呼吸道梗阻移除、換氣過度）促進呼吸。
- 在某些手術中用來增加腦血流量。
- 臨床與生理研究。

二氧化碳氣場沖排法（CO_2 Field Flooding）可以在體外循環心臟手術進行時減低氧氣壓力。波森（M. Persson）與范・德・林登（Van der

Linden）醫生已經證實了在開刀房裡使用二氧化碳氣體能夠防止組織損傷，因為在進行類似體外循環心臟相關手術時，它能維持人體濕度與溫度（這些科學家指出，將二氧化碳灌入腹腔能減低氧氣壓力）。

沒有二氧化碳，我們將無法活下去，為什麼會有人批評這個好東西呢？氧氣、二氧化碳、細胞組織與腫瘤的酸鹼值所組成的世界是非常複雜且重要的，因為身體在酸鹼值失衡的狀況下無法對抗疾病，其造成的結果是，細胞攜氧的能力受到限制。解決的方式很簡單——高酸鹼值會產生高二氧化碳含量，於是氧氣便能被送到任何需要它的地方。

好用的CO_2浴

二氧化碳是重要的藥物，不只急診室需要它，它同時也是人體所必需的物質。植物需要二氧化碳，我們也是，當血液中的二氧化碳與重碳酸鹽含量偏低時，我們整個人都會覺得不對勁。

<u>二氧化碳製造出來並被送到皮膚組織後，血管便能釋放出更多的氧氣，刺激紅血球供應更多的氧給真皮細胞，因而促進細胞的新陳代謝。</u>皮膚自然的生物作用一旦能夠被強化，則所有皮膚的問題便能在細胞的層面上獲得解決。

糖尿病足的治療

<u>用二氧化碳進行足浴，可以治療糖尿病人足部問題或其他任何缺血性的潰瘍，</u>此外，最能協助糖尿病的療法是使用鎂，泡澡時加入它與碳酸氫鈉，再配合二氧化碳治療，是最佳的組合。

糖尿病最嚴重的併發症是足部的深度組織損傷，也就是大家都知道的「糖尿病足」。一直到現在，由於缺乏有效的治療，許多糖尿病患

者只能面對截肢的悲慘命運，就算是輸送較高濃度的氧氣也一樣無效。這個問題有一個解決的方法，祕訣就在氧氣與二氧化碳這對雙胞胎身上（或者說是一個銅板的兩面效應）──當體內二氧化碳不足時，能輸送的氧氣會隨之減少；反之，若二氧化碳的含量是正常的，就代表會有足夠的氧氣可供運送。

來個爆炸浴吧！

除了二氧化碳凝膠，還有一種叫做「爆炸浴」（Bath Bombs）的東西可以放入澡缸泡澡用，它可以治療許多疾病，包括癌症。生產二氧化碳凝膠的日本公司針對女性將其做成錠劑，同樣可以在泡澡時丟進去，透過洗澡水讓整個人浸泡在二氧化碳之中，這就像是讓浴缸裝了滿滿的碳酸氫鈉！不過，在這個例子裡是：**碳酸氫鈉和檸檬酸混合，碳酸氫鈉因而被分解成無數個二氧化碳小泡泡，比起碳酸氫鈉，這樣的泡泡更容易被身體吸收**──二氧化碳穿透細胞膜的能力是氧氣的二十五倍。

「爆炸浴」或錠劑的使用，將碳酸氫鈉的藥用法帶到了一個新的層次，透過檸檬酸來促成碳酸氫鈉的分解，使之變成無數個二氧化碳小泡泡。二氧化碳（重碳酸鹽的另一種形式）因此更易為人體所吸收的，與其在浴缸倒一、二公斤的重碳酸鹽，這些「爆炸浴」或錠劑只要幾盎司的碳酸氫鈉就有很好的效果了。

好消息是，你可以自己製作「爆炸浴」，當然，你也可以直接購買成品。坊間有的產品還添加許多迷人的氣味，讓人可以享受香噴噴的藥浴。在人造二氧化碳療法問世之前，在德國早已有許多人使用天然的二氧化碳泉水，將二氧化碳加入水中則是從日本開始，但如果你有瀏覽任何販賣「爆炸浴」的網站，便會發現，所有網站上都不會宣稱這個東西具有療效。

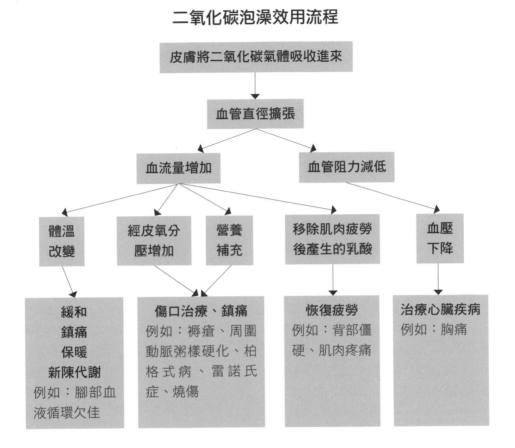

二氧化碳泡澡效用流程

皮膚將二氧化碳氣體吸收進來

↓

血管直徑擴張

血流量增加　　血管阻力減低

體溫改變　　經皮氧分壓增加　　營養補充　　移除肌肉疲勞後產生的乳酸　　血壓下降

緩和
鎮痛
保暖
新陳代謝
例如：腳部血液循環欠佳

傷口治療、鎮痛
例如：褥瘡、周圍動脈粥樣硬化、柏格式病、雷諾氏症、燒傷

恢復疲勞
例如：背部僵硬、肌肉疼痛

治療心臟疾病
例如：胸痛

用二氧化碳水泡澡能減緩脈搏跳動與高血壓的數值，促進靜脈血液回流心臟，增加末梢循環。

缺乏二氧化碳的相關疾病

人體內九十％的二氧化碳都是以重碳酸鹽（HCO_3-）的形式存在於血液中，因此，用二氧化碳的血液測試，可以測量出血液中重碳酸鹽的含量，正常的範圍應介於二十三至二十九毫當量／公升（mEq/L）。除

了以重碳酸鹽的形式存在於血液中，此外就是以溶解的二氧化碳氣體或碳酸的形式，你的腎與肺（血液會輸送二氧化碳到肺部，然後排出）維持著血液中二氧化碳、重碳酸鹽與碳酸含量的平衡。

> 如果血液中二氧化碳的含量低於正常值，血紅素要釋放氧氣就變得有點困難。

關於「爆炸浴」、碳酸氫鈉泡澡與口服碳酸氫鈉的效用，我們已經說了很多，另外還有一種「呼吸的方法」（詳見P69），這些方式都將幫助我們讓血液中的二氧化碳、重碳酸鹽含量回復到正常。

底下所列出的疾病與體內二氧化碳含量較低有關：

- 腹瀉
- 乙二醇中毒
- 腎臟疾病
- 代謝性酸中毒
- 水楊酸類藥物中毒（比如過量服用阿斯匹林）
- 愛迪生氏症（低腎上腺皮質功能症）
- 酮酸中毒
- 乳酸中毒
- 甲醇中毒

口服碳酸氫鈉或泡碳酸氫鈉澡能改變酸鹼值，讓身體少一些酸、多一點鹼，這是因為小蘇打是一個電子供體，當酸鹼值上升，細胞電壓與細胞的帶氧量都會提升。我們補充碳酸氫鈉，就是在提升細胞的電壓、活力與表現力。

> 碳酸氫鈉＋檸檬酸＋水＝強烈的化學反應，產生帶有許多-HCO_3的二氧化碳，且酸鹼值為七·四五。

身體發炎的狀況，與體內較低的酸鹼值、氧、二氧化碳及細胞活

力脫不了關係，當然，它可以依據細胞溫度、呼吸與排出作用來做一判斷。醫學的「大一統理論」（原為物理理論，指希望能藉由一個單一理論來解釋電磁交互作用、強交互作用和弱交互作用導致的物理現象，並用一個式子表示，此處作者將之拿來用在醫學的脈絡底下，藉以解釋生理學）會這麼描述生理學的領域：某些東西是與其他東西同時作用的；我們無法將氧從二氧化碳中分離出來，是因為它們彼此牢牢綁在一起——同樣的情形也發生在酸鹼值與細胞電壓，當二氧化碳與氧氣的含量變低了，酸鹼值與細胞電壓也都會急遽下降。

當身體處在發炎的狀況，我們的組織會遭到病毒、細菌與真菌的攻擊，直到全身出現退化性疾病與癌症（強壯、健康的組織大部分不會受感染）。

事物沒有背離其真實本性，我們便無法拆開它們，那麼，生命的狀態是什麼？是二氧化碳含量與氧氣含量的緊密相連？還是酸鹼值與細胞電壓彼此的密切關聯？

想像一下，你進到你的細胞及周圍的組織，你聽見健康、快樂的細胞們吟唱著美妙的歌曲，這些歌曲都帶著正常的振動頻率與充足的能量互相共振著，但當你經過體內發炎的區域時，你看到的景象、聽到的音樂，都會有著極大的不同。

調節發炎反應

關於氧氣有個要點，就是不要太多，但二氧化碳則需要多一點；二氧化碳是有營養的氣體，不是毒藥。

加拿大安大略省多倫多綜合醫院一群在醫療外科加護病房與麻醉部門的醫師發表了聲明：「目前所累積的臨床證據與基礎科學研究都

顯示出，二氧化碳在器官損傷的情況下所扮演的積極角色：一旦我們提升了二氧化碳的濃度，就能起保護作用，若是濃度降低，器官就會受到損害。」

二氧化碳在人體內執行數不清的任務，包括修復肺部肺泡、穩定神經細胞、調節脈搏、維持正常免疫、維持血壓、擴張支氣管與小氣管、調節血液酸鹼值、睡眠控制、肌肉細胞的放鬆、釋放毛細血管中的氧氣（波爾效應）、監測體重，以及其他數十種重要功能。

血紅素除了輸送氧氣，還協助運輸氫離子與二氧化碳，但後兩者透過血紅素運輸的數量只占全部的十四％。氫離子與二氧化碳會以自然生成的方式或透過碳酸酐酶的居間作用形成重碳酸鹽（HCO_3^-）後，由血液輸送至身體各處。

> 我們發現所有嚴重的疾病都有一個共同的現象──低氧量。身體組織裡的含氧量若過低就是生病的徵兆，組織缺氧是所有退化性疾病生成的原因。
> ──分子生物學家史蒂芬・勒文（Stephen Levine）醫生

碳酸氫鈉（小蘇打）是非常有效的藥物，因為它可以為醫師與病人清楚指出體內二氧化碳的狀況。攝取重碳酸鹽能提升血液中二氧化碳的含量，最重要的是，<u>二氧化碳是體內調節發炎反應的主要物質，細胞的供氧量由它所控制，而重碳酸鹽則能緩解發炎反應，因為它可以快速改變組織與液體的酸鹼值。</u>

注意！
二氧化碳是有營養的氣體，不是毒藥，細胞的供氧量由它所控制的。

身體必須要維持適當的酸鹼平衡才能夠生存下去，一旦酸鹼失衡就會影響組織的氧氣含量。<u>血液最佳（也必須維持）的酸鹼值是微鹼的，介於</u>

七‧三五至七‧四五，只有位於這個區間的血液才能確實充氧（血液的酸鹼值就算只差一點點，也會沒命）。大部分末期癌症患者與正常人相比，體內是酸性的，身體組織酸鹼值與全身含氧量均非常低。

發炎

德國的科學家們發現，在發炎與受損組織的微環境裡，最典型的徵兆是低氧與低糖量，以及高量的炎性細胞激素、活性氧、氮與代謝物。最近的醫學研究報告也指出，細胞缺氧的狀況與慢性發炎病程有緊密關聯性。

發炎是造成細胞缺氧或循環變差最常見的原因；發炎組織與惡性腫瘤的周圍區域，都具有細胞缺氧與糖分濃度較低的特點。發炎會導致敗血症、循環不良，以及最終的多重系統器官功能衰竭。

組織缺氧會造成缺氧誘導因子HIF-1含量的增加（HIF-1與細胞缺氧皆為癌症生成的關鍵要素）。增多的HIF-1會觸發一系列的情況，皆與促炎性轉錄因子有關，比如核因子kB與激活蛋白AP-1。

研究人員發現，體內的鎂值偏低會誘導由活性氧物種所引起的HIF-1。當氧含量下降，細胞會處在比較危險的狀況，因為此時基因的表現會改變——HIF-1 α 控制著至少三十個基因的表現，而鎂缺乏會激發HIF-1 α 的活力。這很重要，因為過度的發炎免疫反應（敗血症）常常是造成病人死亡的原因——在全世界加護病房的死因裡面，敗血症高居第二。一旦病人的免疫系統受到抑制，就會受到念珠菌感染，這將會危及到生命安全，因為出現敗血症的機率很高。

那些取笑西蒙奇尼醫師「癌症真菌論」的人，應該好好檢視一下自己，仔細去閱讀一些醫學報告，那些研究指出，不少癌症末期的病患的確是受到免疫疲憊之苦，以及念珠菌與其他病原體過度繁殖的侵害。

癌症與HIF-1

「放療與化療確實能消滅大部分的實質固態瘤（癌症主要分為血液科惡性疾病和實質固態瘤兩大類）細胞，但這樣的治療方式會激發HIF-1的活性，殘留下來的腫瘤細胞便會利用它們，透過腫瘤周圍新增的血管得到所需的氧。實質固態瘤通常處在供氧量低下的狀態，而HIF-1能幫助它們得到所需的氧氣。」杜克大學醫學中心放射腫瘤科教授馬克・丹沃斯特（Mark W. Dewhirst）醫生解釋道。

科羅拉多大學醫學院的教授洪格爾・艾茲奇格（Holger K. Eltzschig）說：「了解細胞缺氧與炎症的關聯性，我們或許就能救治許多生命。將焦點放在身體對抗缺氧狀況時所採用的分子路徑，可以幫助許多器官移植者、飽受感染之苦的人，以及眾多的癌症患者。」

研究者已發現增加一・二個代謝單位（耗氧量）能減低癌症死亡的風險，特別是肺癌與胃腸癌。癌細胞為了要在人體建立自己的據點，必須讓自己脫氧變成酸性。柴爾（D. F. Treacher）與林區（R. M. Leach）醫生寫道：「預防、早期辨識與改善組織缺氧狀態是重要的方法。如果氧氣的供應不足，即便只要幾分鐘的時間，就會出現組織低氧血症，造成無氧代謝與乳酸生成。」任何威脅到人體攜氧能力的因子，都會促成癌症的發生；同樣的，**任何增進氧氣功能的治療，都能夠提升身體抵禦癌症的能力。**

癌細胞代謝──不只缺氧，也缺二氧化碳

許穎（Ying Xu，音譯）醫生是麗晶—喬治亞研究聯盟傑出學者，以及富蘭克林科學藝術學院生物資訊與生物計算教授，他在二○一二年《分子細胞生物學》這份期刊上發表研究結果。「人們嘗試讓治療癌

症的藥物進到某個特定突變的源頭，但就分子的層面來說，癌症常常是繞過它，」許醫師說：「所以我們認為，基因突變或許不是主要造成癌症的原因。」

每個醫生在醫學院唸書時都會讀到奧托・瓦爾堡（Otto Warburg）醫師在一九三〇年的發現，當時他找到造成癌症的主要生化因素，或說是癌細胞與正常、健康的細胞的不同之處，他因為這個重要的發現而得到諾貝爾獎。瓦爾堡醫師說：「癌症，在所有其他疾病之上，有著數不清的次要成因，幾乎任何東西都會造成癌症。然而，即便是癌症，也有一個主要成因，造成癌症的主因是：正常的人體細胞的氧氣呼吸（糖氧化）被糖發酵所取代。在每一個案例的癌症發展過程中，氧氣呼吸的情形總是低下，然後出現發酵作用，之後高度分化的細胞就被轉變成為厭氧性發酵，同時失去它們在體內的原有功能，只剩下不停繁殖與複製的無用特性。」

癌症的主要特性是可以被檢測出來的，「身體細胞正常的氧氣呼吸作用被厭氧細胞呼吸所取代（例如在氧氣不足的情況下）。」瓦爾堡醫師說。這說明了癌細胞的代謝與正常細胞很不同，正常的細胞需要氧氣，癌細胞卻不屑氧氣。癌症的代謝是透過發酵過程，其代謝速度約為正常細胞的八倍多（這就是為什麼它們這麼喜歡糖），但瓦爾堡醫師忘了說，在這樣的情況下含量低的不只是氧氣，二氧化碳的量也不足；他也沒有提到，呼吸速度太快（大部分人都有這種狀況）就會排出太多的二氧化碳，這會降低氧氣含量，最後讓健康的細胞變成癌性細胞。

瓦爾堡醫師讓人們理解到，**腫瘤細胞的新陳代謝與酵母、黴菌或真菌極為類似**（指細胞沒有透過粒線體進行氧化，而是讓糖、葡萄糖直接發酵），按照這個邏輯，能夠成功鎖定癌細胞的醫療方式，對治療酵母、黴菌或真菌相關的病症也能有相同的效果。瓦爾堡醫師所提出的只

是整個故事的一部分，尚未有人完成後續章節的撰寫，但我們現在對此已有全盤的了解，因此在面對癌症課題時，可以拼湊出事情的全貌——「天然對抗療法」是從各方面來看有關氧氣的核心問題。

英國癌症研究中心（Cancer Research UK）癌症資訊總監萊斯利・沃克（Lesley Walker）醫生說道：「長久以來，科學家想盡辦法提升腫瘤的供氧量以增進治療效益。」雖然他指的是放射治療，但也適用於所有自然療法。

癌細胞無法預測的特性讓腫瘤學家們備感挫折，即便在「看似」有效的治療之後，狡猾的癌細胞還是有辦法躲在病人體內，伺機而動。我們已經知道，在中度風險的攝護腺癌病患接受放療之前，就可以依據腫瘤內的低氧含量來預測日後的癌症復發率。

「我們已經指出，攝護腺癌中氧氣的含量如果過低（組織缺氧），病人的情況會惡化，而且惡化的情況很快就會發生。」PMH癌症計畫放射腫瘤科的麥可・麥羅斯可（Michael Milosevic）醫生說：「療程結束之後，這些病患的癌症在短短幾年內就復發了。」麥羅斯可醫生與同事們讓二百四十七位侷限性攝護腺癌患者，接受放療前測量其氧氣含量，並進行中值時間（median）六・六年的追蹤。腫瘤的低氧量能預測出放射治療後癌症提早復發的狀況，這是療程後進行追蹤的期間，唯一可以確實預測腫瘤局部復發與否的因素。

美國耶魯大學醫學院的洛克威爾（Rockwell）醫師研究在細胞層面上出現的惡性變化，他寫道：「組織缺氧造成的生理性影響以及伴隨的微環境失當，會增加突變機率，讓一些無法依據正常路徑死亡的細胞，發展成不斷侵略、具轉移性的細胞。」

英國醫學研究理事會格雷機構之放射腫瘤與生物學部門的居里斯・麥肯納（Gillies Mckenna）教授說：「我們非常高興發現了治療癌

症的新方法，它讓放療的效果更好。你或許會以為提高腫瘤細胞的供氧量會助長腫瘤增長，然而事實上，用足夠的血液來為這些細胞充氧，更能讓放療與化療發揮殺死癌細胞的效用。」這項研究發表在《今日癌症》期刊上，我們再一次確定氧氣療法可以提高治癌率。

許多研究已經觀察到細胞的氧氣分壓（血液中溶解的氧氣）或缺氧誘發因子的表現及它們的濃度等，與腫瘤外觀、生長與轉移的關聯。碳酸氫鈉的作用就像是碉堡剋星炸彈——用一波波激烈的氧氣與二氧化碳來轟炸癌細胞，它會增加細胞電壓與提高酸鹼值，但不會傷害到宿主。

快速表淺的呼吸、血管收縮與受抑制的波爾效應所造成的低碳酸血症（低二氧化碳含量），會導致所有重要器官與組織降低其氧合作用。波爾效應說明了氧氣釋放到毛細血管或紅血球細胞在組織中釋放氧氣的原理，這是在一九〇四年由丹麥生理學家克里斯汀・波爾（Christian Bohr，著名物理學家尼爾斯・波爾〔Niels Bohr〕之父）所提出，他表示，在低酸鹼值的狀況（比較酸的環境）下，血紅素與氧氣的親和力會較低。由於二氧化碳與血液中的質子濃度是處在直接平衡的狀況，因此增加血液的二氧化碳，會讓原本造成血紅素與氧親和力差的酸性酸鹼值減低——這就是碳酸氫鈉產生作用的地方，它增加血液中的二氧化碳。

牛津大學的科學家們指出，為癌性腫瘤注射氧氣能明顯提高復原機率。他們發現，<u>增加供氧量能夠強化癌細胞的血管，讓化療更有效</u>；一系列在老鼠身上的實驗顯示，受損、脆弱的細胞得到的氧氣有限，對放射治療的敏感度也比較低。

基礎的科學研究已證實碳酸氫鈉對於癌症的治療有所助益，朱利安・惠特克（Julian Whitaker）與馬克・麥卡提（Mark MaCarty）寫道：「受到腫瘤抑制的酸鹼數值（同時也會反應在乳酸值上），與預後的

效果息息相關。腫瘤的酸鹼值越趨酸性，治療的效果便越差，這個現象一部分反映出腫瘤的酸度是HIF-1被活化的標記，HIF-1以不同的互補方式在運作，因而促進腫瘤侵入、轉移、新生血管與抵抗化療的能力。然而，有越來越多的證據顯示，細胞外酸性本來就會促進腫瘤細胞的侵略性，促進細胞外蛋白水解的作用、血管生成因子的表現，以及轉移的能力。」

經過實際觀察後，研究者做了合理的推定：體內酸鹼值緩衝劑濃度的增加，將能減低腫瘤內部及周圍的酸度，也因此能抑制惡性細胞的增長。口服的方式，也已證實能增加血清中碳酸氫鈉的濃度——**研究者發現，降低腫瘤酸性的濃度，能有效減緩腫瘤的生長與擴散。**

低酸鹼值已證實會增加活性組織蛋白酶B（與腫瘤的浸潤、轉移有關）的釋放，它是一種重要的重塑蛋白酶基質。磁共振頻譜（MRS）顯示出，將碳酸氫鈉放入水中飲用，能有效提升人類乳癌MCF-7細胞異種移植物的酸鹼值。

Chapter 4

被誤解的二氧化碳

　　提到二氧化碳，一般大眾都會以為它是廢氣，甚至是有毒的（常有人會把它跟一氧化碳搞混，後者是真的有毒）。在對抗療法中劑量多寡決定毒性的概念裡——只要是廢棄的東西就具有毒性，那麼每一樣東西都是有毒的，包括水。然而，二氧化碳是我們需要的「廢棄物」，對我們來說是不可或缺的，它源自生命，也創造生命。二氧化碳讓植物生長，它為這個世界帶來的並不是死亡的氣息，而是讓萬物生生不息。你可以使用二氧化碳來治療癌症，因為全身性酸鹼值緩衝劑濃度的提升，能夠降低腫瘤內與腫瘤周圍的酸度，藉以遏制惡性癌細胞的生長。

　　聯合國氣候變遷小組的科學家們最近發現，造成全球暖化的原因，屬於人為的確定因素從六年前的九十％上升到目前的九十五％，他們一致認為，唯有讓溫室氣體的排放快速降低，才能扭轉全球暖化的危機。要注意，這些人對此看法也不是十分

> **注意！**
> 二氧化碳是我們需要的「廢棄物」，對我們來說是不可或缺的，它源自生命，也創造生命，讓萬物生生不息。

確定，讓我們暫時把那些數據先放到一邊，因為那是不同的科學家根據各自不同的假設所得到的數值。然而，美國太空總署表示，二氧化碳其實具有冷卻地球以及高空大氣的效用。

小心二氧化碳不足

少有人知道缺乏二氧化碳的危險性，更少有人理解到二氧化碳其實跟氧氣一樣，是維持生命的必要物質——**長時間二氧化碳不足，會造成疾病、老化或癌症的問題。**古老的醫藥傳統早已了解，人們若想要擺脫疾病，得到較多的活力與自由，就必須養成良好的呼吸習慣；不良的呼吸會降低人的活力，讓人比較容易生病。

呼吸的主要作用，當然就是讓人可以活下來，它發揮效用的方式之一，就是維持體內氧氣與二氧化碳的最佳平衡——重點不在於你的體內有多少的氧氣或二氧化碳，而是這兩種氣體彼此之間的關係。太多的氧氣（相對於二氧化碳來說）會讓我們變得易怒暴躁，太多的二氧化碳（相對於氧氣來說）則讓人沒有精神，疲勞想睡。

癌症好發於不充足的氧化作用或組織缺氧的區域，健康的組織則多半生長於具有良好氧化作用的環境，而使用碳酸氫鈉增加二氧化碳含量之所以有助於治療癌症，是因為提高了血液中二氧化碳的含量，能促進細胞的氧化作用。

製造二氧化碳最好的方法就是運動，可惜大多數患有慢性疾病與癌症的人都很少運動。要讓慢性病患者了解重碳酸鹽與二氧化碳對人體生理的重要性，就必須先讓他們理解二氧化碳的基本作用。沒錯，女人可以使用二氧化碳面膜讓自己變得美麗動人，而我們也可以使用二氧化碳來處理病患的褥瘡、壞疽、濕疹，讓他們能夠神采奕奕，過著較舒適

的生活。從事體力活動與運動對身體很好，因為它能提升二氧化碳的濃度——當然，每一樣好東西都有其限度，二氧化碳也不例外，如同鎂與任何其他東西，我們也有一套避免二氧化碳過量的方法。

氧氣與二氧化碳是互相依賴的

「另一個容易對氧氣與二氧化碳產生的誤解，是認為這兩者互不相容：血液中若有一方含量提升，另一方的含量就勢必會往下降。然而，結果卻是剛好相反——雖然兩方都試圖要提高含量，但卻因此也提升對方的擴散作用。這兩種氣體在血液中是以不同的方式輸送，氧氣由血球中的血紅素運送，而二氧化碳則是在血漿中與鹼性物質結合。在血液樣本中，你會發現，這兩種氣體的含量高低是一起的；在臨床條件底下，低氧與低二氧化碳的情況通常會一併發生。要增加二氧化碳的治療方式，是讓患者吸入已稀釋於大氣中的二氧化碳氣體，通常這是一個可以有效增加血液與組織中氧化作用的方式。」

如前一章所提到的，早在十九世紀末期，科學家波爾與維果就發現到，氧氣與血紅素的結合，與二氧化碳息息相關。

正確的呼吸方式

依據維果－波爾效應所得出的定律，我們可以說，因為深呼吸造成的二氧化碳不足，會導致人體細胞處於氧氣匱乏的狀態，這種情況稱之為組織缺氧，會對神經系統造成嚴重影響。在西方，許多人有長期隱性的過度換氣情形，因而損害到體內細胞的氧化作用——**真正影響到氧氣含量的，其實就是過度換氣，因為過量的二氧化碳被釋出**。我們需要二氧化碳就如同我們需要氧氣一樣，這兩種氣體在生理機能上是彼此密切結合的。

　　大部分的人都沒有良好的呼吸習慣，不是憋氣，就是讓呼吸只停留在胸部，又或是呼吸短淺沒有規律。這些模式源自於人們不自覺的習慣、偶然形成或情緒因素所造成。某些「特定」的呼吸模式會引發生理或心理上的壓力，還有焦慮反應。小嬰兒知道怎麼正確呼吸，他們呼吸時橫膈膜會往下，腹部會往外擴張，而成年人的呼吸則是只有胸腔擴張，所以我們需要多練習才能回復到自然的呼吸模式。

　　生物學家雷‧皮特（Ray Peat）醫師說道：「呼吸純氧會降低組織的含氧量，在空氣稀薄的地方或呼吸含有二氧化碳的空氣，能夠為組織充氧，帶來活力。如果你覺得這個說法顛倒是非，那是因為生理學一直都灌輸人們顛倒的概念。對所有器官的特定功能及它們的病理變化，呼吸的生理機能都在其中扮演著關鍵的角色。」

　　皮特醫師繼續說道：「吸進太多的氧氣會排出太多的二氧化碳，造成乳酸增加，而乳酸太多則會取代氧氣與二氧化碳，因為它本身會抑制呼吸作用。氧中毒與過度換氣會引起全身性二氧化碳不足，讓人體無法順利的吸入純氧，損害心臟功能、增加血管的阻力，進而讓人體循環及供氧到組織的能力受損；在有較多二氧化碳含量的情形下，循環與心臟的功能就能獲得改善。二氧化碳會抑制乳酸生成，而乳酸則能用不同的方式降低體內二氧化碳的濃度。」

　　乳酸的出現，意味著出現壓力或呼吸作用有缺損，它會主動介入身體能量的代謝運作。哈利‧羅賓（Harry Rubin）的實驗證實了在基因出現改變之前，細胞就已經轉向為癌性——僅只是乳酸的出現，就足以讓細胞受到影響而轉變為癌細胞。所以，處在長期壓力底下容易造成癌症的生長，這一點是極為明顯的。

　　「奧托‧瓦爾堡證實了乳酸的產生是癌症重要的特徵。乳酸會強烈激發有機體的防禦反應，導致醣皮質固醇荷爾蒙過度分泌，造成組

織消耗。」皮特醫師說。腫瘤很擅於釋出乳酸，降低腫瘤周圍的酸鹼值──葡萄糖或糖原分解後便會產生乳酸與氫離子（每一個乳酸分子都會形成一個氫離子，氫離子一增加，就會降低酸鹼值）。

由此得知，體內缺乏二氧化碳是造成細胞與組織代謝出現問題的原因，而這會導致癌症發生。布捷伊科（Buteyko）醫生說：「二氧化碳是地球上所有生物所需營養的主要來源。植物從空氣中獲取二氧化碳，之後植物成為動物主要的食物來源；而對人類來說，動、植物都是我們的營養來源。」

注意！

吸進太多的氧氣就會排出太多的二氧化碳，造成乳酸增加，而乳酸太多會取代氧氣與二氧化碳，因為它本身會抑制呼吸作用。

增加二氧化碳

唯有確實理解呼吸作用並有意識的控制它，才能讓呼吸達到最佳效果，而體內的二氧化碳以及繼之而來的氧氣，也將因此達到最佳含量。過度換氣在極端的狀況下真的會讓人窒息，因為這會讓體內的二氧化碳含量降低、細胞的含氧量下降。

有幾種不同的技巧是專門用來提高血液中二氧化碳的濃度，布捷伊科醫生就發展出了一種可以控制氣喘的方法──古老的瑜伽士採用獨門的瑜伽式呼吸；美國太空總署為了控制太空船艙內的氣氛，也將這類的議題列入需注意的事項；**自然醫療很重視適當的呼吸方式，因為要維持二氧化碳含量的重要方法，就是正確的呼吸**；而面對緊急狀況時，臨床上的選擇通常是用靜脈注射重碳酸鹽，但我們其他人可以用比較便宜簡單的方式，比如口服碳酸氫鈉。

身體代謝所產生的二氧化碳，大約有八十％的部分，是在重碳酸根離子溶解於血漿與紅血球細胞內液後由組織輸送到肺部。二氧化碳變

成重碳酸鹽的催化水合作用是發生在紅血球內，但由此形成的重碳酸鹽大部分都需與細胞外的氯化物對換，如此才能讓血液充分發揮輸送二氧化碳的能力——氯是另一個能平行穿梭在不同生物過程中的基本物質，這就是氯化鎂不僅僅是鎂最理想的形式，也相當適合拿來與碳酸氫鈉結合的原因。

紅血球細胞膜輸送陰離子的能力在生物性薄膜輸送離子功能中算是強大的，不過在組織輸送二氧化碳到肺部過程中，重碳酸鹽與氯化物的交換擴散卻是一個速率控制的步驟。小蘇打（碳酸氫鈉）遇到胃酸時會馬上起反應。$NaHCO_3 + HCl \rightarrow NaCl + H_2O + CO_2$，也就是：碳酸氫鈉＋胃酸，產生鹽＋水＋二氧化碳。

就生理機能來說，為什麼重碳酸鹽是如此有效的藥物？因為它能快速讓二氧化碳的含量回復到正常，進而讓更多的氧進入組織——這可不是癌細胞所樂見的。

我們不需要害怕二氧化碳，也希望不要再有人批評它，至少對樹木來說，它們樂見空氣中充滿著二氧化碳。

空氣中的二氧化碳具有暖化效應的說法若有任何屬實之處，那麼當地球最後因為人類行為受到嚴重破壞時，我們要感謝二氧化碳，因為如果沒有它，到時人類可能面臨的寒冷氣候，狀況或許會來得更為變本加厲，讓人無法承受。

碳酸與二氧化碳

二氧化碳在室溫下是氣體，由一個中心碳原子與兩個氧原子以線性方式排列在一起；當它溶解在水中時，就會與水化合形成碳酸（H_2CO_3）。這個水合作用會花上幾秒鐘的時間，雖然似乎已經很快

了，但小至細菌、大到人類的許多有機體，都還是會使用一種叫做碳酸酐酶的酵素，讓整個過程進行得更快。

一旦形成碳酸，它在溶液中就會很快平衡其他的酸和鹼。舉例來說，它會失去一或兩個質子（H+），程度視當時的酸鹼值或其他不同的因素而定。

在酸鹼值八‧一的海水中，它大部分（八十七％）是失去一個質子而形成重碳酸鹽，另一部分（十三％）則是失去兩個質子而形成碳酸鹽，然後非常小的部分（一％）維持H_2CO_3。這個轉換過程不到一眨眼的時間就會完成，所以你無法辨識出哪一個是碳酸鹽，哪一個又是重碳酸鹽，只知道有多少比例變成重碳酸鹽，又有多少比例是碳酸鹽，而重碳酸鹽與碳酸的總量相加就是二氧化碳。

碳酸在人體的血液中是很重要的緩衝劑。二氧化碳與碳酸之間的平衡，對於掌控體液的酸性來說非常重要，而碳酸酐酶能讓反應的過程急速加快，使得體液維持在正常的酸鹼值。二氧化碳的確會改變水的酸鹼值，它是這樣運作的：

根據底下的反應式來看，溶解在水中的二氧化碳最後會形成弱酸（碳酸）：

$$CO_2 + H_2O \rightarrow H_2CO_3$$

之後，碳酸在水中會起些微的逆轉反應，形成陽離子H_3O+，以及重碳酸根離子HCO_3-，反應式如下：

$$H_2CO_3 + H_2O \rightarrow HCO_3- + H_3O+$$

人體內這些轉換作用持續的快速進行著，因此，實際上飲用氣泡水跟飲用重碳酸鹽水的效果是類似的。我們甚至可以添加碳酸氫鈉到氣泡水中，其步驟非常簡單、好玩，在家就可以這麼做。有科學家發現，讓動物喝氣泡水，能刺激牠們的胃與十二指腸分泌HCO_3-，不過我不確定那是否是透過分泌，因為也有可能是經由轉換而產生。不過，有一點是顯而易見的，**二氧化碳與重碳酸根離子的關係非常密切，兩者在水中是可以相互交換的。**

在正常的酸鹼值底下，重碳酸鹽變成碳酸的比例一般約是二十比一；二氧化碳的總量因此會略高於血清重碳酸鹽五％左右；當你注意到病患體內二氧化碳總量與重碳酸鹽的差值大於五％，那麼他的身體就是酸性的。碳酸在水溶液中會分解成一個重碳酸根離子與一個質子，或者是會分解成二氧化碳和水，要視酸鹼值的條件及其他相關物質的濃度而定，如二氧化碳與重碳酸鹽。

碳酸、二氧化碳與重碳酸鹽的組成是主要的緩衝劑，當體內酸鹼值有危險的變動時，緩衝劑就會發揮功能，透過逆轉反應的進行，來抵抗酸鹼值的變化（酸度）。當我們在緩衝溶劑中加入弱酸時，酸鹼值的改變會低於沒有緩衝劑的溶液。加入氫離子（H^+）時，許多的氫會被緩衝酸的鹽所吸收；加入重碳酸鹽時，H^+會結合HCO_3-而形成H_2CO_3，一個弱酸。緩衝劑的主要特性，就是所起的反應是可逆轉的——氫離子可以再被還回去。

利用氣泡水培養喝水習慣

如果上面說的那些把你搞混了，這是可以理解的，因為沒有一些化學背景確實不容易讀懂它。但沒關係，重要的是，你要理解到，酸鹼

值的增加能夠提高氧氣與血紅素的親和力，讓更多的氧能被輸送至全身，而**飲用鹼性水、攝取碳酸氫鈉，甚至是富含重碳酸鹽的氣泡水，能夠鹼化血液，提升送至細胞的輸氧量。**

「理想的水是富含鎂（鎂也能提升輸氧量）、鈣以及低量的氯化鈉。」羅伯塔・安丁（Roberta Anding）說道，他是德州醫學中心運動營養學總監與德州休士頓橄欖球隊的營養顧問。根據《美國醫藥雜誌》的研究，理想的水是指一公升中有超過四十八毫克的鎂與八十五毫克的鈣，以及少於一百九十五毫克的鈉。不過，僅管氣泡水裡有氣泡（不論它來自工廠製造、你自己在家製作，或天然氣泡泉水），都不代表與一般瓶裝水相比較，它會含有比較多或比較少特定的礦物質。

糖尿病患者與我們每一個人，都需要盡力讓自己有充足的水分。缺乏水分會導致身體脫水，一旦這種情況發生了，體內便沒有足夠的水來進行正常的運作——即使是輕微脫水（失去體重一至二％的水分），就足以讓你感覺疲累、沒有精神。對年幼與年長的人來說，脫水更會危害身體健康。

氣泡水喝起來既舒服又能為身體補充水分，用它來取代那些喝了會讓人體變酸或脫水的酒精飲品、咖啡與可樂吧！水是所有醫藥中最基本的物質，如果喝起來口感好又具療效，要人們多喝水就容易多了。

Chapter 5

控制細胞運作的酸鹼值

在活體內與活體外實驗中，蛋白質都會因為酸度的增加而產生改變。事實上，酸鹼值司掌人體的調節功能，並控制大部分細胞的運作過程。在生理學的教科書中，血液的酸鹼平衡被認為是人體所有化學作用當中最重要的生化平衡之一。pH是氫離子濃度的縮寫，它的定義是：氫離子在物質或溶液中的濃度，測量的方式是用〇至十四的對數尺度。數值越高，代表該物質本質上較鹼性，因此可以吸收較多的氫離子；較低的數值則表示該物質趨酸性，吸收的氫離子較有限。

> 與正常組織相較，實質固態瘤的細胞外（間隙）酸鹼值明顯偏酸。

我們身體的酸鹼值非常重要，它調節酵素的活動力、流通體內的電流速、掌控體內生化反應的速度。物質或溶液中的酸鹼值越高（越鹼），電阻力就越高，相對的，電流移動就比較緩慢。當我們說某些東西屬於酸性時，我們會說它是熱的與快的；若是鹼性，生化用語就是慢

的與冷的。**酸鹼值越接近七・三五至七・四五，我們的身體就越健康、越能抵抗疾病。**

　　酸鹼值的改變對人體生理機能有極大的影響，酸鹼值趨向酸度，會直接造成氧化壓力，氧化壓力特別會對粒線體產生負面影響，唯有排除酸性廢棄物，恢復身體酸鹼值的平衡，同時預防酸性物質的累積，才能降低罹患癌症與其他慢性疾病的機率。

酸性的危險

　　當我們攝取的食物是酸度極高、過度加工，或是會在消化系統內引起過敏反應的，就無法變成營養素被身體吸收，它們一部分會進入血液成為酸性廢棄物，其餘未經消化的部分會殘留在小腸內並漸漸腐敗，然後釋放更多的酸到血液中，結果就是身體開始惡化，因此引發或復發癌症。對許多深受腸漏症之苦的自閉症小孩來說，這是個很大的問題。未經適當消化的後果，就是為細菌與真菌提供絕佳的生長環境，而病源體累積之處，就是身體發炎的地方。

疾病的溫床

　　酸性的血液會製造出酸性廢棄毒物（酸中毒），可惜除了急診室之外，很少有人知道其危險性。酸性血液會引發癌症與其他慢性疾病，處在酸性之中，你的身體每天慢慢地在崩解；但**若能讓身體維持鹼性，它會自我重建、修復與更新，讓人保持年輕**——沒錯，老化與酸鹼值長時間偏酸是有密切關聯的。然而，透過適當的飲食與補充營養品，就能減低身體的酸性。

　　身體的酸鹼值負責調節呼吸作用、循環功能、消化與排出的能

力、荷爾蒙的製造，以及建立免疫系統的防禦力。血液的酸鹼值在身體前線對抗著各式疾病與老化的發生，而我們可以透過碳酸氫鈉讓身體快速轉變為鹼性，這便是為什麼許多臨床狀況使用重碳酸鹽的原因，我們甚至還拿它來治療流感，因為它能提升酸鹼值並快速強化免疫力。

想讓身體處在微鹼的狀態，血液與細胞的酸鹼值需維持在七‧四左右，一旦往下掉，就算只是一下子，都會因此引發退化性疾病，或像流感那樣急性的感染病例。身體變酸，體內的含氧量就會往下掉，人也因此會變得疲倦沒有精神，許多真菌、黴菌、寄生蟲、病菌與病毒等就會伺機而動，在體內橫行；體質變酸，血液、骨頭會開始流失鈣與鎂，要知道，礦物質的作用在於維持血液的微鹼性，可惜的是，許多人同時也有鎂缺乏及其他基本緩衝性礦物質不足的問題。

癌症與酸鹼值

> 知道主要致病因素對我們的最大好處，就是可以找出有效並全面的對治方式。
>
> ——奧托‧瓦爾堡醫師

奧托‧瓦爾堡醫師得過兩次諾貝爾獎，他在《腫瘤的代謝》中談到，致癌的主要因素是細胞化學反應中的氧化呼吸被糖類物質的酵解作用所取代。癌細胞的發展就是從酵解過程開始的，就細胞層面來說，這個過程只有在無氧的狀態下才會被啟動。

瓦爾堡醫師所描述的情形就是典型的體質酸化，就好像過度使用的肌肉細胞會製造出乳酸這類廢棄物質一樣，癌性細胞也會釋出乳酸及其他酸性合成物，使酸鹼值轉變為酸值。

> 接受碳酸氫鈉的病人，其尿液酸鹼值為六‧五；接受氯
> 化鈉的人則是五‧六。理論上來說，鹼化身體有預防自由基
> 形成的功能，自由基會造成腎病的發生。
>
> ——麥可‧梅鐸（Michael Metro）醫生

酸鹼值只要些微超出七‧四，癌細胞就會停止活動；一旦到了八‧○，癌細胞就會陣亡，健康的細胞則會存活下來，正因為這樣，許多不同療法便應運而生，但基本的概念都是提升體內組織的酸鹼值，如純素飲食、生機飲食、蔬果汁飲用，以及鹼性礦物質的膳食補充（如鈣、鉀、鎂、銫、銣）。不過，說到安全又有效的癌症治療，碳酸氫鈉快速提升鹼性的能力是其他東西都比不上的。<u>癌症會在酸度高的環境下緩慢的成長（酸性也會殺死一部分的癌細胞），而在身體開始轉向鹼性但尚未達到正常的酸鹼值（稍微超過會讓癌細胞停止活動的七‧四）時，癌細胞的成長速度會加快。</u>因此，讓酸鹼值快速升至七‧四是很重要的，接著，則是要讓尿液的酸鹼值達到八‧○。

> **注意！**
> 酸鹼值只要些微超出七‧四，癌細胞就會停止活動；到了八‧○，癌細胞就會陣亡，健康的細胞則會存活下來。

酸性如何讓免疫力降低？

亞瑟‧顧騰（Arthur C. Guyton）是世界聞名的人體生理學作家，他將生命中菁華的階段都花在身體酸鹼值平衡的研究上，其著作《醫學生理學》被列為是醫學系的教科書。他在書中說道：「維持健康的第一步是鹼化身體，第二步是增加負氫離子的含量，這是維持體內平衡重要的兩個面向。」

當人體變得酸性時，會出現一種名為「血串」（Blood Rouleau）的

情況，這是指紅血球出現堆積，就好像是硬幣被鏈成串一樣。紅血球細胞的工作是將氧氣與營養素輸送到全身，並且將廢棄物移除，一旦它們出現堆積現象，就無法輸送太多的氧氣與營養素；此外，由於細胞外圍面積受到限制，所以無法將廢棄物移除乾淨。有這種情形的人，在日常生活中總是容易疲憊，覺得身體持續處在飢餓的狀態，他們很容易就吃得太多，而過量的蛋白質與碳水化合物進入身體後，更多的血串就會被製造出來，因為大部分的蛋白質與碳水化合物都是酸性的。在這樣的情形下，白血球會開始變得比較小、比較不活躍，人體會因為免疫力的降低而容易生病感冒。

如果血液變得太酸，氧氣就無法緊緊依附在血球細胞上，就算你吸進去的是純氧也一樣。血液必須維持正常的酸鹼值七‧四左右，處在酸性之中的血球細胞渴望著氧氣，它們會試圖抓取氧氣但很快就會剝落，因此一直無法順利地將氧氣送到身體需要的地方。當酸鹼值處於酸性，連二氧化碳也無法有效率地被輸送，它堆積在組織裡面後會造成細胞的衰亡。

人體內的強酸是由蛋白質降解作用（指蛋白質分解成更小的片段）所形成，硫酸、磷酸與硝酸都是強酸，如同你車上的蓄電池酸液一般。這些強酸相較於弱酸（如醋和橘子汁）（酸鹼有分單就化學層面〔pH值〕與經過人體代謝後的營養層面，此處作者應是指其化學層面），酸度是極高的——弱酸在溶液中不會離子化（完全分解），但強酸會；此外，強酸無法像弱酸那樣被分解成水與二氧化碳，再被排出體外，它們必須透過腎臟代謝作用才得以排除。

> 控制酸鹼值對神經元的作用來說十分重要，它提升酸性產物的代謝率，以及電流對酸鹼值改變的感受度。

　　接下來要談的東西是收錄在我尚未出版的著作——《天然的對抗療法》。

　　很少有人會意識到我們的食物已經越來越缺乏維生素、礦物質與蛋白質。這種情況對小孩子來說更是棘手，他們一方面受到太多毒害，另一方面又沒有得到充足的營養可用以對抗毒害。最重要的是，由於抗生素被過度使用，他們的整個人體系統運作都已出現不足的狀況。

　　在常規的醫療系統中，重症照護單位是唯一嚴肅看待酸鹼值的地方，那裡的醫護人員會常常測量病患動脈血管的酸鹼值——若有酸中毒之類的危險情況發生，就需要立即處理，所採取的方式當然就是使用碳酸氫鈉。至於本書所談論到的，則是關於慢性酸中毒，以及透過讓全身的酸鹼值由酸入鹼的治療方式，來治療癌症腫瘤的狀況。

讓體質由酸入鹼

　　酸性的狀況會影響所有細胞與身體功能，讓人快速老化與好發疾病。許多動物與人類體內都有中和酸性的碳酸鹽沉積物與重碳酸鹽液，這是讓我們活得較健康與長壽的主因之一。下次當你聽到有醫生或其他人否定酸鹼值對健康的重要性，認為它與疾病的生成無關，你就遞給他們一杯酸性飲料或碳酸汽水，這兩種都可以表達你的觀點。

　　地球上的海洋是鹼性的，裡頭有許多碳酸鹽沉積物、重碳酸根離子，以及相對來說較高濃度的鈣與鎂離子。血液也是鹼性的，它的組成與海水很類似，這也是第二次世界大戰時的海軍軍醫在缺乏醫療補給的情況下，會用海水來取代血清的原因。

　　天然水源若富含碳酸鹽沉積物、重碳酸根離子，以及相對來說較高濃度的礦物質離子，居住在附近並長期飲用的人，都會活得較久也較

<u>健康</u>，這點在美國國家科學院、國家科學委員會已得到證實，至於其他國家，也有一些專家的研究證實，居住地的飲用水中若有相對較高濃度的鈣或鎂離子，居民壽命都比較長（特別是心臟疾病的死亡率很低）。

體質變酸後，身體細胞會出現大量的氧自由基。酸性狀況會增強氧自由基的反應（活性氧物質反應），造成細胞傷亡，而這會引發身體許多疾病，包括關節、腎、肺與心臟問題，此外也會導致人體的衰老與癌症的生成。

<u>重碳酸根離子與其他鹼性合成物能預防酸質對骨頭造成的傷害，也能防止或延緩肌肉的分解代謝</u>。若想要達到最佳的健康狀態，絕對不能讓身體處在酸性狀況，因為過酸的環境幾乎對體內所有的酵素活動都會產生致命影響。酸性體質幾乎會改變所有的細胞、器官與身體功能，導致體內失衡，引發各種疾病。

身體酸化除了會改變蛋白質表面的淨電荷，也會改變蛋白質的氫鍵結構。當酸度增加時，蛋白質上的酸性胺基酸側鏈會開始質子化，這會改變蛋白質表面的電荷，此一變化會嚴重衝擊到蛋白質的穩定度，進而對酵素與結構蛋白的功能產生影響。**<u>當我們飲用碳酸氫鈉水，重碳酸根離子會進入我們的身體，將二氧化碳與其他體內細胞所製造的酸性產物中和掉</u>**。

注意！

大腦每天約製造半公升富含重碳酸鹽的腦脊髓液，胰臟每天約分泌三公升富含重碳酸鹽的胰液——人體一直竭盡所能地在中和來自二氧化碳與身體細胞所製造的酸性產物。

至於被身體吸收的重碳酸鹽，會提升腎臟、腦、胰臟、紅血球細胞與其他組織每日自行分泌的重碳酸鹽含量；更確切地說，我們的腦部每天會製造大約半公升的腦脊髓液，裡面富含著重碳酸鹽；胰臟每天大約會分泌三公升的胰液，其中也是富含了重碳酸鹽——我們的身體總是竭盡所能

地去中和來自二氧化碳與身體細胞所製造的酸性產物。事實上，目前已知運作最快速的酵素即存在於人體細胞中，它的功能是催化身體快速分泌重碳酸鹽，以中和酸性產物──這種叫做碳酸酐酶的酵素遍布在我們體內，存在於大部分的細胞與組織之中。

碳酸酐酶酵素的每一個分子，每秒鐘能催化生成一千到一百萬個重碳酸根離子。

日本福岡職業與環境健康大學醫學院的分子生物學系，有一群醫學科學家指出了四種主要調節酸鹼值的形式：(1)質子泵、(2)鈉─質子交換體系、(3)重碳酸鹽輸送體系、(4)單羧酸輸送體系。在了解腫瘤細胞內酸鹼值的調節作用之後，我們知道重碳酸鹽常被施用在癌症患者身上，因為它可以有效造成腫瘤特異性細胞的凋亡。

> 與健康的人體組織相比，癌性組織有過高濃度的有毒化學物、殺蟲劑等。

耶路撒冷希伯來大學哈達薩醫學院的職業健康系，於一九七三年進行了一項研究，他們在同一位婦女身上採集乳癌組織與健康的組織做比較，發現「與正常乳房組織及其鄰近脂肪組織相比，惡性組織有超高濃度的毒物」，那些有毒化學物包含了殺蟲劑與多氯聯苯。這項資料對全世界的腫瘤科醫師傳達了某些訊息：化學病因是難以被診斷，也是無法被根治的。

在酸性值的後期階段，我們需要極具鹼性的礦物質，好讓最多的鹼能進入到癌細胞。質譜儀與同位素的研究都指出，鉀、銣以及銫，能夠很快（尤其是最後者）的被癌細胞吸收進去，若再加上維生素A與C，以及鋅、硒中的鹽分，效果會更好。適量的銫能夠將細胞酸鹼值提升到八的範圍！

鹼濃度與酸鹼值

在這裡要特別提一個觀念，鹼濃度與酸鹼值彼此相關，但又是不太一樣的東西；另一方面，鹼濃度與酸鹼值雖然確實是液體的兩種不同的測量參數，但硬將兩者分開來看是不切實際的。從研究發現，未含礦物質的水即便有很高的酸鹼值，但在胃部中和酸性、促進重碳酸鹽分泌並進入血液的能力卻非常有限。鹼濃度非常重要，當酸鹼值出現快速改變時，它具有保護或緩衝的作用。

鹼濃度的測量

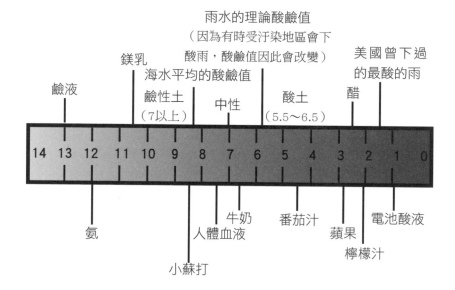

鹼濃度是測量液體緩衝能力的方式──對驟然改變之酸鹼值的抵抗力；酸鹼值則是測量液體本身有多酸或多鹼。

鹼濃度代表的是溶液中和酸性的能力，也就是緩衝能力。舉例來說，如果你將同樣的弱酸溶液倒入兩個不同的玻璃水瓶中──兩瓶的酸

鹼值都是七，但其中一個沒有緩衝能力（如鹼濃度為零），另一個則有緩衝能力（如鹼濃度為五十毫克／升〔mg/l〕），那麼鹼濃度為零的那瓶水的酸鹼值會立刻下降，而有緩衝能力的那瓶水的酸鹼值則會維持不變，或是只改變一點點。

酸鹼值代表的僅僅是溶液中的氫離子濃度，數值超過七就表示是鹼性。鹼濃度則是酸中和能力的實際度量方法，包括重碳酸鹽（HCO_3^{-1}）、碳酸鹽（CO_3^{-2}）與氫氧離子（OH^{-1}）。它的測量單位是每公升有多少毫克，或是每一百萬克含有多少碳酸鈣。

天然水的鹼濃度會依據它所流經的土壤與岩床而定。天然鹼濃度最主要的來源是富含碳酸鹽、重碳酸鹽與氫氧化合物的岩石（硼酸鹽、矽酸鹽以及磷酸鹽也會增強鹼濃度）。石灰石富含碳酸鹽，流經石灰岩區域或富含碳酸鹽岩床的水流，一般來說鹼濃度都相當高，因此有絕佳的緩衝能力；花崗岩、礫岩以及沙岩遍布的地方，鹼濃度就較低，緩衝的能力不佳。

酸鹼值低於六・五會造成房屋設施與水管的腐蝕，而如果酸性水具有這樣的破壞力，很難想像它對人體內部會帶來怎樣的傷害。

飲用水的酸鹼值能夠測量的是此水有多酸或多鹼，酸鹼值與水中的氫離子有關，代表的是氫離子的濃度；鹼濃度代表的是溶液中和酸性的能力，它測量溶液中是否已存有二氧化碳、重碳酸鹽、碳酸鹽與氫氧離子。

在一般飲用水的酸鹼值中，重碳酸鹽與碳酸鹽是形成其鹼濃度的

主要物質，如同下面的圖表，不管水的酸鹼值是多少，二氧化碳越高，鹼濃度就越高。

二氧化碳在水中的鹼濃度與酸鹼值曲線圖

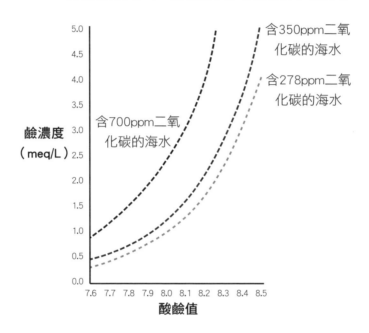

天然水的化學性質中，會出現幾種不同類型的鹼濃度，每一種都是在測量需要多少的酸（氫離子）才能使酸鹼值降低到某個程度；水族館的人之所以要監測水質的鹼濃度，是因為一般海水中大部分的鹼濃度是由重碳酸鹽與碳酸鹽所組成——鹼濃度是一個指標，可以知道水中是否有足夠的重碳酸鹽。

體外補充鹼性物質，例如喝鹼性水，可讓身體的鹼濃度出現淨值。

組成海水鹼濃度的主要化學物是重碳酸鹽與碳酸鹽，底下表格（摘自法蘭克・米勒歐〔Frank Millero〕的《化學海洋學》）所顯示的，是造成海水（酸鹼值八）鹼濃度的主要化學物質：

主要造成海水（酸鹼值八）之鹼濃度的化學物質

化學物質	形成鹼濃度的相對比例	化學物質	形成鹼濃度的相對比例
重碳酸鹽	89.8	碳酸鹽	6.7
硼酸鹽	2.9	矽酸鹽	0.2
鎂單氫氧化物	0.1	氫氧化物	0.1
磷酸鹽	0.1		

二氧化碳略溶於水後會形成碳酸（H_2CO_3）。不管酸鹼值是多少，H_2CO_3與重碳酸鹽、碳酸鹽之間有著精確的相關性。舉例來說，酸鹼值大約九・三的淡水，以及酸鹼值八・四的海水中碳酸鹽的濃度，都是碳酸的一百倍，當酸鹼值提升時，鹼濃度也會很快升高，這點對於酸鹼值高於八的鹽水來說更是如此，它裡面的碳酸鹽濃度相當可觀。

與大氣（三百五十ppm濃度的二氧化碳）平衡後的海水（下頁表中深虛線）與淡水（下頁表中淺虛線）的碳酸鹽鹼濃度與酸鹼值，兩者之間的關係可由下頁圖表中看出，正常到高的鹼濃度呈現出有足夠的重碳酸鹽，較低的鹼濃度則表示其含量不夠。

從中我們可以知道，鹼濃度並非完全取決於酸鹼值，它們彼此之間有關聯，但酸鹼值是測量鹼濃度的程度，而非測量其多寡，這就好像溫度與熱能之間的關係一樣，你可以把一個迴紋針加熱到一萬度，但它無法像電熱器一樣，可以吹出九十度的暖風來溫暖屋子。

在海水與淡水中的碳酸鹽鹼濃度與酸鹼值之曲線圖

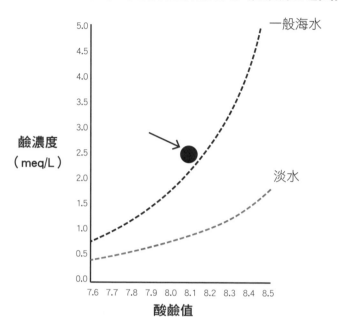

鹼濃度測量重碳酸鹽、碳酸鹽與氫氧離子的濃度，並以碳酸鈣（$CaCO_3$）的當量濃度作為代表。

在水中加半匙小蘇打粉

鹼性離子水不見得都具備足夠的酸中和能力，鹼性水的提倡者是誤將高酸鹼值等同於酸中和能力。換句話說，你可以有高酸鹼值卻是低鹼濃度，或是低酸鹼值卻有極高的鹼濃度（如氣泡礦泉水）——某個東西如果只有少許的鹼性元素（週期表上前兩欄），使用電解的方式只會產生少量的酸中和鹼濃度，然而其酸鹼值卻能顯示出是高鹼性值（例如由八·五升到十）。

> **注意！**
> 與其透過飲用電解水來得到足量的鹼濃度，其實只要半茶匙的蘇打粉或是一杯氣泡水就有很好的效果了。

碳酸鈣或碳酸鎂等其他化合物，能為緩衝系統提供碳酸根離子。

許多人生活在礦物質供應量較少的地區，他們以為可以透過飲用電解水來得到足量的鹼濃度，事實上，只要半茶匙的蘇打粉或一杯氣泡水就有很好的效果了。

因此，建議家中有電解水機的人，若希望能夠透過飲水帶來療效，飲用時不妨將碳酸氫鈉添加入水中。

「鹼性水」跟「具鹼濃度的水」是不同的，因此，酸鹼值六・三的水（如氣泡礦泉水）跟酸鹼值九・五的鹼性離子水相比，前者比後者多了上百倍具有酸中和能力的鹼濃度。

——羅伯特・索伐克（Robert Slovak）

如果依據是否具備酸中和能力的鹼濃度（不是酸鹼值），以及負極氧化還原電位（活性氫）來看，電解水機的缺點是，所注入水的化學性質決定了該水質的優劣——要選擇過濾器還是購買電解水機，生水來源的品質是需要被納入考量的重要因素。

許多執業醫師都跟大眾灌輸這個觀念，認為鹼性酸鹼值具有顯著的酸中和能力，但這樣的看法不一定是正確的。對於購買電解水機的人，如果他們所屬地區的水源礦物質含量較低，我們可以建議他們，在飲用水中額外增加重碳酸鹽。

當水源的礦物質含量偏低時（其實，大部分公共飲水都有這樣的情形，特別是鎂與重碳酸鹽的含量偏低），如何為水補充礦物質便是當務之急的事了。

酸鹼值八‧五左右的鹼性溶液，相較於生物性酸鹼值趨近七‧四的相同化合物，前者明顯提高多達六十％的抗氧化作用。

世界知名的預防老化專家桑黃提醒我們：「在我們體內製造鹽酸（HCl）的胃細胞，其組成成分是二氧化碳（CO_2）、水（H_2O）以及氯化鈉（NaCl）或氯化鉀（KCl）。」

$$NaCl + H_2O + CO_2 = HCl + NaHCO_3$$
或
$$KCl + H_2O + CO_2 = HCl + KHCO_3$$

他說：「為了要消化食物以及消滅伴隨食物而來的各種細菌與病毒，胃部裡面是酸性的，酸鹼值維持在四左右。我們在吃東西或喝水（特別是鹼性水）時，胃內的酸鹼值會往上升，當這樣的情況發生時，胃的反饋機制會察覺到，它會命令胃壁分泌更多的鹽酸進入胃中，使酸鹼值降至四，再次恢復酸性的環境。當我們喝越多的鹼性水，胃部就會分泌越多的鹽酸，以維持原本酸鹼值。」

從上面的化學式中我們可以看出，製造鹽酸時產生的副產品就是碳酸氫鈉（$NaHCO_3$）或碳酸氫鉀（$KHCO_3$）。**當我們攝取碳酸氫鈉或高酸鹼值的鹼性水時，會增加鹽酸的分泌量，因為我們的胃會盡量降低酸鹼值，以回復原本正常的酸性環境**，所以我們越是飲用高酸鹼值與鹼性水來提升體內的鹼濃度，就越會促使胃部分泌更多的酸（以及與之平衡的重碳酸鹽）。簡而言之，身體需要達到淨值的鹼濃度，這對維持整體的平衡來說非常重要。

Part2

驚人的小蘇打療法

Chapter 6

從居家妙用到急診室的救命丹

　　碳酸氫鈉本身的化學與物理屬性，讓它具有多功能的用途，例如清潔、除臭、緩衝作用以及滅火功能。

家裡常備小蘇打的好處

　　一般家用清潔劑產品的成分，常常會用到碳酸氫鈉，它能夠處理髒汙塵垢，還可以去除異味；用這個神奇粉末來清洗沾到油漬的衣物，是最具經濟效益的做法，此外，它還可以當作衣物柔軟劑來使用……。

　　若說小蘇打有上百種用法，那可是一點兒都不誇張！用小蘇打糊來擦洗東西，效果真的非常棒！你可以用它去除油汙、咖啡漬、麥克筆與蠟筆字跡；家中若有變黑的銀器或銀飾，只要把它們放在錫箔紙上後再置於耐熱容器裡，然後將加有小蘇打的溫水倒入容器中，就可以去除氧化黑掉的部分（視變黑的情況判斷靜置時間的長短，然後取出沖洗乾淨）。小蘇打甚至可做為滅火劑，是消防滅火器材常用的成分。

　　把小蘇打放在空盒後置入冰箱，可以除濕與去味；小蘇打製成的牙膏能去除牙齒汙垢、牙菌斑，達到美白效果，保持口氣清新，甚至還可以做成可吞入的漱口水。事實上，有越來越多的牙膏與口腔清潔用品都會加入碳酸氫鈉，因為嘴巴裡面的細菌與真菌繁殖迅速，若不處理，將會影響整個身體的健康狀態，而**碳酸氫鈉能改變口中的酸鹼值，抑制菌類滋生，是保持口腔健康的最佳選擇。**用適量的碳酸氫鈉來刷牙，還可以穿透病原體形成的薄膜（我們稱之為生物膜或菌膜）──這些黏液不處理會變成固體物質，到時候你就只能咬著牙讓牙醫師幫你移除。

　　用碳酸氫鈉製成清除耳垢的滴劑非常有效，此外，碳酸氫鈉對治療口瘡性潰瘍也很有用。口瘡性潰瘍是一種發生在口腔，靠近舌頭或舌上，或嘴唇內部黏膜的腐敗狀態，說話或吃東西碰到時會非常痛，又好得很慢，會出現口瘡性潰瘍，是因為攝取的食物或化學敏感物造成體質酸化的結果。

　　碳酸氫鈉加水可以用來清洗隱形眼鏡，但戴上之前要先確定是否有沖洗乾淨，否則殘留的小蘇打鹽分，會讓你的眼睛刺痛不已。小蘇打加熱水可讓水管保持暢通，一杯小蘇打就可以搞定化糞池，控制細菌的環境及酸鹼值。如果把它加在藥膏裡，可以緩解曬傷、蟲子咬傷，以及誤觸毒藤、蕁麻等所引發的不適。它還能殺死跳蚤、趕走螞蟻，如果把它用在寵物的毛髮上，需要將牠們清洗乾淨，以免皮膚出現問題。燉牛肉時可以加一點小蘇打，會讓比較韌的肉質軟化較快……。

　　碳酸氫鈉能夠中和氣味而不是掩蓋臭味，也因此，它會被加入浴鹽以及人體除味粉裡面。不管你是將酸性物（酸鹼值較低）還是鹼性物（會提升酸鹼度）倒入碳酸氫鈉溶液中，它的酸鹼值還是會維持在八・一（中間值是七），因此，它常會被用在游泳池或水療、溫泉會館中，藉由提升酸鹼值來維持水的鹼度。

　　碳酸氫鈉是一種屬於碳酸的單鈉鹽，被用來當作胃部與全身的制酸劑，以及鹼化尿液。碳酸氫鈉溶液可以用來洗鼻、口以及清潔陰道，也可以用作灌腸劑和治療輕微燙傷的敷料。

飲食	烘焙	清洗蔬果	運動飲料	
清潔	清理排水管	吸收冰箱異味	馬桶清潔	
	清潔鍋具	清除硬水水漬	替廢物處理裝置除味	擦地板
	清潔地毯	清理咖啡機	微波爐去味	清潔油膩碗盤
	讓銀製茶具恢復光澤	清潔瓦斯爐	清理水槽／浴缸／料理臺	
洗衣	加強洗淨力	清洗布尿布	去除衣物的汙漬	讓填充玩具煥然一新
玩具	火山模型	玩黏土	水彩畫	魔術豆
	沐浴球	軟木比賽		
健康美容	緩解胃灼熱	排毒泡浴	緩解疼痛	蜜蜂／黃蜂螫咬
	牙膏／美白牙齒	除臭劑	臉部磨砂膏	不使用洗髮精的頭髮護理
	去除手腳汙漬	緩解腳抽筋	感冒時的漱口藥	退燒
	清潔牙套／假牙	清洗髮梳／刷具	清潔眼鏡	口氣清新劑
居家	吸附鞋中異味	去味盒	消除臭鼬味	殺蟲劑
	嚇跑闖進花園的兔子	防蛞蝓	清理烤肉架	去除油漬沾汙
	清潔汽車	為休旅車的水箱去味	清洗油漆刷	清理白板
	為植物提供養分	為尿布／垃圾桶去味	廚房小著火時的滅火幫手	洗掉牆上蠟筆、麥克筆的字跡

加護病房與急診室必備

　　醫療界對於急診室與加護病房所用的某些安全藥品，常抱持著祕而不宣的態度。

碳酸氫鈉是藥物嗎？

　　鎂鹽、碳酸氫鈉、碘、硒與維生素C等都是濃縮的營養藥劑，緊急情況下，醫護人員會將它們透過肌肉注射或靜脈輸送給病人。但這些東西真的是藥物嗎？

　　有一個讀者寫到：「史克斯醫生，你最近發表說氯化鎂、碳酸氫鈉（小蘇打）、硒、碘、穀胱甘肽與維生素C是『對身體有極大益處的藥物』，硒、硫、碘這些礦物質和從人體內擷取出的穀胱甘肽，什麼時候開始變成藥物了？聽到藥品，就讓人想到藥廠裡那些『專業人士』所研發的毒藥，但礦物質、維生素與其他營養補充品則是上帝給的天然寶物。為什麼你會將維生素與礦物質說成是藥物呢？」

　　我將自己的醫學研究命名為「天然對抗療法」，就已經說明了一切。沒有哪位醫生願意昭告天下，讓大眾知道直接從海裡提煉出來的鎂鹽在急診室裡多麼好用，而就法律上來說，要為病人注射或透過靜脈輸入鎂鹽，是需要執照的，使用重碳酸鹽也是。**鎂與重碳酸鹽被視為醫療用品，是因為它們本來就是，雖然我們也可以只把它們當成是具有療效的物質。**氯化鎂與各種不同的重碳酸鹽都是在海水裡發現的，它們都是很好的急診室用藥。

　　二次大戰期間，如果血庫的血沒了，海軍的醫官會用海水來為病人輸血，許多人因此而獲救。

　　我們研發的藥物是用天然的物質濃縮製成，經過許多科學家證實，是具有強大效力且不會產生毒性副作用的天然元素所提煉濃縮而成；製藥廠則用人造合成的方式，製造出對病人不具療效的藥物。

　　深入西方醫學的核心後，你會發現，這個體系具有的智慧與力量，受到醫學權威人士的大肆阻撓，使它無法發揮應有的功能，而在背後為那些權威人士撐腰的，就是製藥廠商。在急診室與加護病房裡，有許多人都相信，大部分極具療效的藥品都是普通常見且非常安全有效的物質，能夠挽回無數生命，卻從沒人想到可以利用這些強而有力的武器來對治癌症與慢性病。碳酸氫鈉是這類情況的最好例子之一。全世界各個優良的醫院每天都會使用它，它安全又有效，所具備的療效是其他任何藥物都比不上的。急診室必須為病人提供緊急的救護治療，因此選用的藥品安全性都必須很高——既然這些藥物的療效與安全性都能應付緊急狀況，它們當然也能夠治療慢性病與急症。

　　　　在加護病房中，醫護人員會用碳酸氫鈉、氯化鉀和氯化鈣來平衡病人的酸鹼值與電解質，使其保持在正常值之間。

醫護人員這樣用碳酸氫鈉

　　一旦神經系統受損，大腦會製造出能自我保護的分子，避免傷害造成。在系統受損後，要等數小時或數天後，神經細胞才會死亡，而這段空窗期剛好提供了治療的機會。

　　　　研究指出，為有嚴重氣喘的小孩靜脈注射碳酸氫鈉，能有效提升他們的酸鹼值和二氧化碳分壓（PCO_2），呼吸窘迫和意識層面也都獲得了改善。

·注射碳酸氫鈉

根據「美國藥典」（USP）需透過靜脈注射來施用。在處置心臟停止的病人時，可以在一開始先用一到兩瓶五十毫升的藥瓶（四十四·六至一百毫克當量〔mEq〕）做快速靜脈注射，之後如果有調解酸中毒的需要（視動脈酸鹼值與血液氣體監測儀的數值而定），可持續以五到十分鐘輸入五十毫升的速率進行輸液。

在緊急情況快速輸液大量重碳酸鹽時，需要謹慎的觀察，因為重碳酸鹽溶液是一種高滲透溶液，在改善代謝性酸中毒的過程中，或許會造成血漿鈉濃度不當上升。不過，在救治心臟停止的病人時，酸中毒的風險是高於高血鈉症的。

在插管的兩分鐘後，病人依次出現心室早期收縮、心室顫動、心動過緩的情況，最後則是心臟停止。

同時，動脈血液中也會出現血鉀上升的狀況，約從三·九一到八·六四毫莫耳／公升（mmol/L）。

在醫護人員立即為病人施予胸部按壓，靜脈注射腎上腺素、阿托品、利多卡因與碳酸氫鈉之後，順利挽回病人的生命。

波芮斯·威斯曼（Boris Veysman）醫生是新紐澤西州羅伯·伍德·強生（Robert Wood Johnson）醫院緊急醫學部的專家，他描述某次在急診室發生的事情：

「緊急醫療部門如往常一樣人聲嘈雜，忽然某位負責分派病人的護士推著一張輪椅朝著我們大喊：『病人沒呼吸了！』一位面色蒼白、瘦弱的女人陷在輪椅座中。當時我們沒有她的放棄急救同意書，所以大夥兒毫不遲疑地開始進行急救。才一下子，一根管子已插入病人的喉嚨，我對她做胸部按壓，但監測儀始終只出現一條線——沒有心跳！

也不要忽視鎂

氯化鎂可以口服、經由皮膚或是透過靜脈施用；它也可以透過肌肉注射，但那比較痛。每天口服的用藥濃度如果超出五十毫莫耳，會引起嘔吐與腹瀉反應。在麻醉與重症監護時，最好的施用方式是靜脈注射。

若因為體內鎂含量不足而必須補充鎂，我們的目標是要恢復正常的「血清鎂濃度」，恰當的做法是，進行一天十公克的緩慢輸液。

透過靜脈注射補充鎂的過程中，大概有一半的劑量會被身體吸收，其餘的部分則會經由尿液排出──之所以被吸收的比例這麼低，是因為細胞攝取鎂的速度很慢，而且腎臟也會對進入體內大量的鎂起反應，因此降低了鎂再次被人體吸收的機率。

我的論文〈如何避免心臟疾病與中風〉解釋過鎂對治療心臟疾病的重要性。過去十年，由於醫生們忽略了這個礦物質所能帶來的功效，導致心臟衰竭的治癒率非常低。

對於心臟疾病的預防與治療來說，鎂是最可靠的「藥物」，沒有任何藥物能夠取代它的地位，大多數有心臟問題的人都應該接受鎂的治療──除非病患有血壓過低或腎衰竭的狀況，否則都應該攝取足夠的鎂，特別是氯化鎂與碳酸氫鎂（之後還會更詳細的介紹碳酸氫鎂，見P210）。

　　我邊做著胸部按壓邊下指令：『我們需要體外心律起搏器。』心裡同時想著：心臟停止……走進來之後……有癌症……化療中──書上沒寫這些狀況！

　　『給我兩安培（amp）的重碳酸鹽。』我對實習醫生說。接著，我很快地找到頸靜脈，並輸入碳酸氫鈉，我猜它能升高體內的鉀，這樣或許很快就能把強酸的血液調回正常。

　　終於，體外心律起搏器來了，用每分鐘八十次的強力電擊開始刺激她的心臟，直到生命跡象穩定下來。」

　　注射碳酸氫鈉可以治療代謝性酸中毒，酸中毒主要起因於嚴重的腎臟疾病、無法控制的糖尿病及循環障礙，引發原因常見於休克或嚴重

脫水、血液體外循環、心臟停止，以及嚴重的原發性乳酸性酸中毒等等。碳酸氫鈉也被進一步使用於治療包括巴必妥酸鹽（一種鎮靜安眠藥）等的藥物中毒，它對於化學物中毒或成藥服用過量的治療很有效，可避免心臟中毒與神經毒素的情況發生。

・需要急用重碳酸鹽的情況

重碳酸鹽常用於以下幾種狀況：

* 心肺復甦　　　* 嚴重糖尿病引起的酮症酸中毒
* 血液透析　　　* 懷孕
* 腹膜透析　　　* 肝病
* 藥理中毒　　　* 血管外科手術

更多不容忽視的救命用法

碳酸氫鈉是急診室的重症救護用藥，但也可以用來對抗流感症狀以及治療癌症。

由於發酵代謝（指葡萄糖經由糖解作用轉化成丙酮酸後，丙酮酸因缺氧而未進入粒線體內進行呼吸作用，而直接在細胞質中轉化成其他有機物質）的增生與較低的血液灌注，使得實質固態瘤的酸鹼度呈現酸性狀態。人們對此假設，酸度會讓局部細胞產生病變並且展開轉移。也就是說**酸性狀態會驅使細胞恣意生長，讓氫離子從近端腫瘤微環境擴散，侵入鄰近正常組織，造成組織重塑，進而產生病變。**

重碳酸根離子能讓增多的葡萄糖穿梭細胞質膜，也協助鎂進入粒線體。重碳酸根離子讓人體維持鹼性，保持腸內胰腺分泌酵素的活動

力，因此可以用來治療胰腺炎。體內長期發炎的組織反應也需要有重碳酸根離子來中和其酸性狀態，另外，它也能改變人體骨骼中的蝕骨細胞以及關節中A型滑膜細胞的酸度，對於治療骨質疏鬆、骨性關節炎甚至骨癌，都是有效的。

記住，雖然碳酸氫鈉可以很快地改變組織與細胞的狀態，但長久來看，碳酸氫鈉無法取代健康的飲食習慣，唯有後者才能夠讓我們的身體持續處於鹼性狀態。

Chapter 7

讓藥廠頭痛不已的「小蘇打藥」

　　碳酸氫鈉常被用來治療一般感冒、流感、胃痛、幅射、化學與重金屬毒害、口腔保健，此外，還有其他無數種用法。Arm & Hammer生產的小蘇打能取代許多昂貴的藥物，讓許多製藥廠商們頭痛不已。

　　人類使用小蘇打的歷史很悠久，但因為碳酸氫鈉的醫療效用而引起爭議，則是近幾年才開始的。西元前兩千年流傳下來的埃及故事《激辯的農人》，就提到有個小販在兜售「泡鹼」，那是一種由碳酸氫鈉、氯化物與碳酸鈉組成的天然混合物，用來製作木乃伊——這只是小蘇打上百種用途的其中一種！

　　不過，約莫要到被用來作為麵包和其他烘焙食品的發酵物，才算它真正被人廣泛使用的開始。此外，雖然我們所熟知的Arm & Hammer品牌是到一八六七年才上市，但早從一七七五年起，碳酸氫鈉就已開始被包裝販賣；至於要漸漸被視為家庭常備良藥，則要等到一般藥房開始販賣小蘇打、碘與大麻二酚（純化自大麻的化合物，可治療成人和兒童癲癇）的時候了。

　　舉例來說，即便已有精準的免疫抑制療法，但碳酸氫鈉藥用泡澡劑仍是人們治療牛皮癬的第一選擇。過去曾有一個研究，讓三十一位患有輕中度牛皮癬的病人用碳酸氫鈉泡澡，並觀察其治療效用，大部分病人都回報自己的症狀獲得很明顯的改善。用小蘇打泡澡可以緩解牛皮癬帶來的極大不適，所以研究結束後，這些實驗對象仍然持續使用碳酸氫鈉來治療自己的牛皮癬。

> 有六年的時間我飽受莫吉隆斯症（Morgellons disease，患者全身奇癢難耐，有如蟲在皮膚底下蠕動，而且會從難癒的傷口不斷冒出纖維體）的困擾，非常煩人，我想你知道我們的處境。現在，我已經準備好要開始實行你提倡的「鎂的經皮療法」（經由皮膚吸收鎂），在此之前，我得先告訴你一些事——用碳酸氫鈉泡澡對我的幫助真的很大，不過，我是放大約一‧三公斤的海鹽在澡缸，因為用到二‧二五的重碳酸鹽時，我覺得自己處在鹼性的狀態，而高鹽含量感覺更能讓我的皮膚將重碳酸鹽吸收進來，有幾週的時間我的皮膚一直都有東西（這裡的東西可能是指那些纖維體）被排出。
>
> ——ＣＤ

天然無毒的感冒處方

　　Arm & Hammer小蘇打公司在一九二六年發行了一本小冊子，其中第十二頁寫道：

　　「將Arm & Hammer小蘇打用做治療劑的功效，得到了知名醫師瓦尼‧錢尼（Volney S. Cheney）的支持與證實，他寫信給Church & Dwight這家公司時提到：『在一九一八至一九一九年間，我與美國公共衛生

署一起致力於對抗流感，有件事情吸引了我的注意：凡是有使用小蘇打鹼化身體的人，很少會被感染，而那些已被感染的人如果在初期就使用小蘇打鹼化身體，他們的流感症狀就會比較輕微。從那時候起，我治療一般感冒與流感病人時都是先給一大劑的小蘇打，然後絕大部分案例在三十六小時內症狀就減輕一半。再者，早在「婦女會」與「家長教師協會」宣傳之前，我在自己家裡就提議使用小蘇打來預防感冒，如同許多報導說的，有用小蘇打的人都沒被感染，而他們身邊的人則一一染上流感。』」

　　一九二五年Arm & Hammer針對一般感冒以及流感給予消費者的建議用量如下：

• 第一天：將半茶匙小蘇打倒入冷水杯中融解，每兩個小時喝一次，一天六次。
• 第二天：將半茶匙小蘇打倒入冷水杯中融解，每兩個小時喝一次，一天四次。
• 第三天：將半茶匙小蘇打倒入冷水杯中融解，早晚各一次，一天兩次。
• 第三天之後：將半茶匙小蘇打倒入冷水杯中融解，每天早上喝一次，直到感冒痊癒。

　　「碳酸氫鈉可以治療一般感冒與喉嚨痛。當我讀到這個資訊時剛好有個生病的朋友打電話給我，我告訴她這件事並且要她試試看，她馬上認真照辦。幾個小時之後她的症狀得到緩解，隔天照常上班。她打給我的時候狀況本來很慘，幾乎說不出話來，症狀嚴重到無法讓她安睡，還想打電話跟公司請假。」

這些非常珍貴的資訊是由Arm & Hammer所提供，該公司生產的是不含鋁的蘇打粉。很明顯地，他們在一百年前就知道自己賣的是好東西，更由於小蘇打已長期被當藥方使用，所以這家公司持續出版這類醫學資訊。「除了呼吸道感染，小蘇打也可以治療食物中毒、腎盂炎、尿液過酸、尿酸干擾、風濕與燒傷。偶爾施行一下以三天為期的小蘇打療法，可以增加血液的鹼度，協助消除所有的感染病，增加身體的抵抗力。」

我的父親是獸醫，從我有記憶以來（我出生於一九三八年，所以我的記憶大概從一九四三年開始），只要他感覺自己快感冒了，就會在一杯溫水中放入一點碳酸氫鈉，然後喝下，我不記得他曾經有過任何嚴重的感冒，當我出現感冒症狀時，他也會這樣照顧我，我的身體都恢復得很好。此外，當農場裡的動物生病了，不管是什麼病，他也會透過胃管讓牠們服用碳酸氫鈉，很快的，牠們就恢復健康了。因此，我從小就知道碳酸氫鈉的好處，也很高興看到有人廣為宣傳。我父親雖然是獸醫，卻常說自己是MD，但不是指醫學博士（Doctor of Medicine），而是固執的醫生（Mule Doctor）。

——Dr. D BW, DO

改善胃酸過多

當你服用Arm & Hammer的小蘇打時，為了確保有最好的結果，有幾點需要遵守。《藥物學、藥理學與治療法》一書有將它們清楚地列下

來，當你施用碳酸氫鈉時，鹼性作用對胃產生的影響，會隨著當時胃裡內容物的狀態而有所不同：

- 如果是在食物已經消化完畢的休息狀態，碳酸氫鈉就僅會溶解黏液，之後血液將重碳酸鹽吸收進來，以提高自身的鹼度。
- 如果是在消化階段，它會減少胃液的分泌，中和一部分的鹽酸，並將腸胃內因此中和作用而產生的二氧化碳釋放出來，然後以氯化鈉的形式讓身體吸收。
- 萬一身體有發酵或「胃酸過多」的問題，碳酸氫鈉可以中和有機酸，讓不時封閉的幽門（胃與小腸的接口）打開，同時它可以消除胃腸脹氣（累積在腸胃的氣體），因此施用的時間需要依據使用的目的而定，通常對胃酸過多的人來說，餐後一至二個小時是過量的有害酸性分泌的時間（推測作者的意思，可能是指餐後一至二小時後再服用）。
- 如果持續有胃酸過多或發酵的狀況，可在餐前一小時服用一劑，讓胃準備消化接下來的食物。若一開始進食時體內就已是不正常的酸或鹼狀態，則需要在餐後立即服用一劑（對一般人的建議是，餐後一個半小時服用）。
- 睡前服用一劑可以抑制隔天清晨胃內的酸度；一大早服用可在早餐前就清除掉胃中的酸性與黏液。然而，不管是什麼時候服用重碳酸鹽液，你都需要讓小蘇打溶於冷水後才飲用。

　　在許多關於碳酸氫鈉的醫療文獻中，我們需要特別注意胃酸問題。長久以來，人們習慣將碳酸氫鈉當作制酸劑，它能暫時緩解肚子痛的問題，這雖然不見得是最好的方式，卻能立即見效。

　　美國食品藥物管理局將口服碳酸氫鈉歸於「公認安全」（GRAS）

類，美國各地超級市場都有販售，包裝上也有標明口服用法。它屬於一般認為安全，使用時稍加留意即可的食品。由於碳酸氫鈉對人體很安全，所以連嬰兒都能使用它。事實上，傳統歐洲製劑配方有好幾個世紀都用它來緩解嬰兒腸絞痛、胃痛、打嗝、排氣與牙齒的清潔，配方裡有茴香、薑與一點點的碳酸氫鈉。

小蘇打不會抑制胃酸的分泌

用重碳酸鹽來治療肚子痛或消化問題並非本書的重點，更重要的是，接下來要談到的胃的相關議題。

有些人認為胃酸對人體的消化過程非常重要，而碳酸氫鈉會減少胃酸分泌，因此不適合服用。這其實並不正確，先讓我慢慢道來。

・胃的自保機制

我們的胃由上皮細胞保護，上皮細胞會製造、分泌富含重碳酸鹽的溶液，讓這些溶液布滿整個黏膜。重碳酸鹽是鹼性，能中和膜壁細胞分泌的酸液，中和的過程中會產生水。胃持續分泌重碳酸鹽的過程，是在進行自體消化，以及處在全面酸性的環境中的一種主要自保機制。

胃黏膜裡的三千萬個腺體，分泌著酸又含有重碳酸鹽的胃液。重碳酸鹽在胃中的流量從每小時四百微莫耳（μmol）的基礎輸出（等於二十四・四毫克／小時），到每小時一千兩百微莫耳的最大量輸出（等於七十三・二毫克／小時），每天分泌的總量最起碼有半公克，然而，這樣的比率跟胃中分泌最大量胃酸時相比，仍只占後者的二至十％。在胃部，重碳酸鹽參與著「黏液—重碳酸鹽障壁」的工作，這個「障壁」是人體防護與修復機制的第一道防線，而當重碳酸鹽被酸性中和之後，便會製造出二氧化碳。

・很少人真的「胃酸過多」

　　之前人們都認為胃潰瘍起因於胃酸過多，但事實上那是幽門螺旋桿菌造成的，它會侵蝕胃壁，讓胃壁無法承受胃酸，造成潰瘍。

　　鹽酸是一種很強的酸，屬於胃液的一部分，它能將胃裡內容物的酸鹼值降低到二，藉由極酸的環境來消滅食物中的細菌，因為有許多細菌會致病。一個人想要改善消化或一般健康問題時，通常會使用鹽酸錠來增加胃酸，尤其是在戒不掉高蛋白質食物的情況下，就適合在用餐時搭配這種補充品。

　　胃裡的酸性內容物逆流回食道所引起的不適，就是我們所說的胃灼熱。大多數酵素的消化是在小腸內進行，但蛋白質則透過「胃蛋白酶」酵素的運作，在胃裡面就開始被消化了。胃蛋白酶被分泌出來時還是不活躍的物質，稱為胃蛋白酶原，而胃部酸性的環境會啟動它，將它轉變為胃蛋白酶。

　　正常來說，當身體製造出鹼性或酸性物質時，一定會等量製造出相反的酸性或鹼性物質，以便保持平衡。

　　不過，如果從體外補充鹼性物質，如飲用碳酸氫鈉水，它在體內就會是淨生成的鹼，不會被平衡掉——這就是我們在治療大多數慢性疾病時想要得到的效果。

　　有些人的胃酸量少（胃液本身分泌的重碳酸鹽量也會少），因此重碳酸鹽會在進食時被胃內增加的胃酸平衡掉，強納森・華特（Jonathan Wright）醫生說到，要改善消化，消解胃灼熱的情況，我們應該要增加胃酸，而不是抑制它，這樣便能讓食道底部的括約肌保持關閉——幽門括約肌遇到胃酸便會做出這樣的反應。華特醫生在他的消化門診做了測試，發現九十％的病人是胃酸過少而不是過多。他開給病人他在藥房混製的鹽酸錠，你也可以使用鹽酸甜菜鹼，那是他們當地健康食品店有的

一種鹽酸，還有胃蛋白酶、木瓜蛋白酶、鳳梨酵素和胰臟酵素，這些都是華特醫生開給病人的處方。

蛋白質是構成生命的重要基石，胃的主要功能之一便是製造胃酸分解蛋白質，有些人或許會認為，口服碳酸氫鈉會讓這個作用大打折扣，但情況其實不是這樣。的確，人體是一個消耗很多酸、代謝很多酸，也分泌很多酸的有機體，同時這也是重碳酸鹽對生理如此重要的原因──儘管人體內有許多酸，特別是在胃及膀胱的尿液中，但身體必須處在微鹼的狀況下，人才會覺得比較舒服。

只是，胃酸是有可能會分泌不足的，這會影響到我們的消化能力。製藥公司很擅長生產一些讓胃停止分泌胃酸的藥品，百抑潰（Aciphex）、耐適恩錠（Nexium）、蘭索拉唑（Prevacid）、奧美拉唑（Prilosec）與益潰康（Protonix）等都是最常用到的處方藥，奧美拉唑甚至不需要醫師處方就能購買，它是藥房裡治療胃灼熱的熱門產品之一。只是，製藥業把重點擺在抑制胃酸的分泌，真的是大錯特錯！事實上，**鮮少人會有胃酸過多的問題，大多數人的實際狀況是，胃酸分泌的時間不當**，比方說空腹時，又例如壓力大的人，常會有胃灼熱或胃食道逆流，一旦情緒不佳就容易發作。

・胃酸分泌的兩大階段

現代的西方飲食包含了許多的肉品、乳製品與快速發酵的麵包等等，即便是對鹽酸含量正常的人來說都會吃不消，因為胃必須花上很久的時間才能將這些蛋白質分解成胺基酸，這就是那麼多人的小腸出狀況，甚至造成腸漏症的原因。因為這樣，用酸麵糰做的麵包（sourdough bread）對我們就比較重要，因為天然酵母在麵糰裡面經過整夜的發酵後，已經先把還沒吃下肚的蛋白質先消化過了，許多麩質不耐症（對小

麥、裸麥、大麥和燕麥等穀類胚乳中的蛋白質過敏）的發生即與此相關。事實上，高蛋白飲食會讓尿液酸化，有時候甚至會造成高鈣尿症，而一項讓實驗者連續兩個禮拜每天補充五・五克重碳酸鹽的研究則指出，為高蛋白飲食者的餐點添加碳酸氫鈉，所排出尿液中鈣的含量大大減低。最近文獻探討中還有一個研究，強調富含重碳酸鹽的礦泉水可以有效預防草酸鈣與尿酸腎結石。

事實上，胃酸的分泌是對我們吃進嘴裡的東西做出反應，當分布在兩頰與舌頭的神經受到食物的刺激，它們會傳送訊息到大腦，由大腦通知分布在胃壁上的神經開始工作——在食物還未進入到胃時，它們就已經在刺激胃酸的分泌。一旦食物進入胃壁，就會啟動第二波的胃酸分泌，此時胃黏膜會布滿重碳酸鹽，保護胃壁不會受到鹽酸的侵蝕。

・小蘇打不會抑制胃酸分泌

在空腹時飲用重碳酸鹽水，通常不會引發胃酸分泌，因為我們喝的液體或水會穿過胃部直接抵達腸道，大部分的液體都是被腸道吸收掉的。這個現象是在一百五十年前因為某個人

> **注意！**
>
> 在空腹時飲用重碳酸鹽水，通常不會引發胃酸分泌，因為我們喝的液體或水穿過胃部直接抵達腸道，大部分的液體都是被腸道吸收掉的。

意外胃部中彈而被醫界發現的，當時負責治療那個人的是威廉・博蒙特（William Beaumont）醫師，本來以為沒有機會救活，想不到傷患卻活了下來——但胃部有個洞（或說廔管），一直沒辦法完全復合，這使得博蒙特醫生與其他軍醫有機會用多年的時間直接觀察該特殊病人的胃部運作。由於液體馬上會流光，因此小蘇打並不會抑制或中和胃酸，特別是在空腹的時候；同樣的情況也會發生在進食時，食物中的水分都會被瀝出然後進入腸道。

> 造成胃酸過高或潰瘍的原因，真的是因為幽門螺旋桿
> 菌，它是耐酸的細菌，遇到碳酸氫鈉便無法存活。
>
> ——帕哈斯西塔德（Parhatsathid Napatalung）

位於胃壁的細胞會依需要分泌鹽酸，而且是隨叫隨到。分泌鹽酸（HCl）的胃細胞，它們的組成成分是二氧化碳（CO_2）、水（H_2O），與氯化鈉（NaCl）或氯化鉀（KCl）

$$NaCl + H_2O + CO_2 = HCl + NaHCO_3 \text{ 或 } KCl + H_2O + CO_2 = HCl + KHCO_3$$

如果有人覺得自己胃酸不足，他應該要常補充氫氯酸（此指稀釋的鹽酸——濃度十％，或市面上也有相關的鹽酸錠劑）。

消除輻射、化學與重金屬毒害

小蘇打完全符合Arm & Hammer盒子上所說的，是重量級、多用途的藥物，醫療專業人士與父母親們都應該使用它來消除輻射、重金屬與化學物所帶來的毒害。你的環境越是受到汙染，你就越需要重碳酸鹽，就是這麼簡單。住在市中心的男人、女人與小孩都會有重碳酸鹽不足的問題，而我們需要靠它抵禦酸性汙染物對人體帶來的毒害。

在一個受汙染的地方生活、工作的人，血液內的重碳酸鹽含量會比在一個乾淨環境工作的人來得少。二〇〇三年一、二月「美國工業衛生技師協會」（American Industrial Hygiene Association Journal）的刊物中，葛麗德卡・帕多瓦（Gospodinka R. Pradove）醫生發表一份針對保加利亞汙染問題所做的十年研究。研究中比較在同一家塑料製造工廠工

作的兩組人，一組人是在有化學汙染的工廠，另一組人則是在無汙染的辦公室環境，結果前者血液內的重碳酸鹽含量比後者少。

輻射危機下的必備排毒劑

重碳酸鹽的屬性能提供我們深層的防護以及緩衝、中和的功能，當人體暴露在輻射底下時，可以使用它來保護腎臟和其他組織。這個世界已暴露在過多的鈾與汞之中，所以碳酸氫鈉對我們就顯得更加重要。人類蓋了那麼多的核能電廠，日本福島的核災就讓世界籠罩在無情的輻射之下，父母親對此應嚴加戒備，小孩子很脆弱，需要大人的保護。

・口服碳酸氫鈉淨化身體

科學已經證實，人體暴露在鈾化學物質底下會對腎臟造成一連串的傷害，而<u>口服碳酸氫鈉具有解毒淨化的療效。</u>事實上，對於重金屬與其他有毒化學物，包含化療（即便劑量很低，對人體也有致命的影響）在內，碳酸氫鈉也有相同的效用。人類在第一次波灣戰爭時就開始使用貧鈾武器，美國等於是用氧化鈾汙染了整個世界──越來越多的醫生都證實了這點；由於它的半衰期長達數十億年，所以我們最好能儘早讓腎臟排出這些毒物，讓身體得到淨化。

克林哈特（Klinghardt）醫生解釋了體內累積的毒素與主要造成人體心臟疾病的炎症感染：「有毒金屬會傷害身體的細胞，而對人體具侵略性的微生物常常在重金屬的環境中大量繁殖。路德維希（Ludwig）、沃爾（Voll）與德國許多參與者，以及在美國的大村（Omura）與我，我們的研究顯示，微生物喜歡挑選身體裡面最容易被有毒金屬汙染的區域，並在那裡建立起自己的家園。由於它們的繁殖方式不著痕跡，無法被人體的免疫系統所偵測，因此日益壯大。」

他建議：「要診斷與處置殘留在體內的有毒金屬，需要連同微生物的治療一併考量進來。只要體內還存有重金屬殘餘的區塊，微生物就能夠占地而居，連抗生素對它們都束手無策。」

那重碳酸鹽有什麼作用呢？小蘇打這個重碳酸鹽，就好比大門的守衛，可以清除一切髒亂，把毒掃乾淨。這個守門人能保護人體組織，並留下一層鹼性保護膜來維持體內安全。就醫療層面來說，碳酸氫鈉好比清道夫與保全人員，忠心耿耿地勤奮工作，數十年如一日，當人們受到輻射毒害的時候，它會提供立即的協助。

由於碳酸氫鈉是這麼的有效，在新墨西哥「洛‧阿莫斯國際研究室」（Los Alamos National Laboratory）的研究員唐‧約克（Don York）便使用小蘇打來清理被鈾汙染的土壤，方法是藉由碳酸氫鈉綁定鈾，讓鈾與土分離。目前為止，約克用這個方式來清理被鈾汙染的土壤樣本，已有九十二％的修復率。

‧醫學機構與政府隱瞞你的真相

《紐約時報》最近刊載一則新聞，標題為「福島輻射外洩事件，專家預測對人體無明顯健康影響」，聯合國也發表聲明，「對未來大眾以及眾多相關工作人員的健康，影響不大。」然而，日本福島事故的核電廠營運者於二〇一三年八月二十三日對外宣布，在高汙染水貯存槽附近偵測到新增的輻射量，恐怕有新的外洩問題，這將讓原本的災害程度從高轉變為嚴重──這是東京電力公司（Tepco）公布汙水貯存槽已確定外洩輻汙水的消息之後，另一個新的發表聲明。

日本的核災危機逐漸升高，這是非常嚴重的問題，除非你真的相信某些人所說的核能輻射不會為人體帶來害處。使用核輻射來治療病人的醫生認為，這樣的使用是安全無虞的，而醫學界早已證實：越是暴露

在輻射底下，癌症的罹患率就越高，但腫瘤科醫師仍堅持要用那些致癌的東西（輻射）來治癌。

每個人都應該去看一下《國家地理雜誌》的報導，它談到日本面臨日漸升高的壓力，因為輻汙水流入太平洋的情況變得日益嚴重。日本政府在二〇一三年八月時對外公布，每天有三百噸的汙水流入大海，平均每八天就可以填滿一座奧林匹克標準級的游泳池。

陳勝生（Changsheng Chen，音譯）於達特茅斯的麻薩諸塞州大學，與「林洞海洋學機構」（Woods Hole Oceanographic）的羅伯特‧布列斯利（Robert Beardsley）發現，輻射粒子在不同的海洋深度有不同的擴散程度。科學家們還估計，這些幅汙水在某些情況下，只需要五年的時間就能抵達美國西岸；巴賽爾（Buesseler）認為這個時程會發生得再早一點，大概三年後美國的海岸線就會受到汙染。

別擔心，這對任何人事物都不會有明顯的影響——這是《富比世》雜誌要它的讀者們相信的說法，但路透社的報導又是另外一回事了，「最新外洩汙水造成的汙染程度，是嚴重到人只要站在半公尺左右的距離，一小時內所受到的輻射劑量就是每年全球針對核能工作者的平均限制量的五倍。十小時之後，鄰近外漏區的工作人員就會開始出現放射疾病症狀，包括嘔吐、白血球數量降低。」

名古屋大學名譽教授與核化學家道明谷和（Michiaki Furukawa）說道：「這是極大的輻射量，情況變得越來越嚴重。」福島縣知事佐藤雄平（Yuhei Sato）也提到這次外洩屬於全國緊急事件。二〇一三年八月，華盛頓部落格（Washington Blog）報導：「很快的計算一下就可以知道，此次事件與俄國車諾比核電廠反應爐爆炸案相比，車諾比外洩的量遠遠超過福島的一萬倍，但是車諾比核災只為期十天，而福島輻射外漏持續至今已超過兩年，因此福島釋放出的放射性銫與碘，其

實已經遠超過車諾比，如今其外洩量已比當時宣稱的多了二十至三十倍；而大量外洩的放射性碘129，其半衰期可是高達一五七〇萬年！同時外洩至海洋中的還有九百萬億貝克勒爾（becquerel，放射性活度單位）的放射性鍶-90——它的化學性質近似於鈣，但在體內具有強大的放射性，會儲存在人的骨骼與骨髓之中。相較於車諾比，福島還外洩大量的放射性燃料……，這樣的情形將持續數十年、數百年或數千年。」

・極低的輻射量不構成傷害？

> 沒有能力去看清長期、低劑量的毒性會對人體造成的傷害，那一直是身為萬物之靈的我們的最大失敗。
>
> ——鮑伊・哈雷（Boyd Haley）醫師

對於哈雷醫師多年前就提出的警語，這個世界還是充耳不聞。他對全世界的科學家與醫生提出的警告仍然被漠視，這意味著一般大眾任由那些不知事情輕重的政府、醫學機構與醫生們擺佈著；這些人不知道一座有六個廢棄反應器的核能廠，會對我們以及未來子孫帶來無法控制的危險狀況。

二〇〇五年七月，美國國家科學院發表一個研究結論，指出為數甚多的科學證據證明：**即便是極低劑量的輻射也會為人帶來罹患癌症或其他疾病的風險**，完全沒有所謂的最低安全門檻。《富比世》雜誌針對福島的報導完全不具新聞價值，我們怎能相信這種媒體為孩子構築的美好未來？

何況，未來我們要面對的並不是極低程度的輻射問題。最近我們得知，福島廢棄的核能發電廠地下室有另一個更巨大的高汙染水貯存

槽，它從二〇一一年大地震與海嘯發生後也開始外洩了，慢慢朝向太平洋海域擴張。現在兩年半（原文書出版於二〇一四年）過去了，專家擔心它已經抵達太平洋海域，這讓福島面臨的局勢更形惡化──面對大量外洩的輻射汙水卻完全束手無策。

與先前所發現的冷卻核反應器核心的貯存槽汙染水外洩問題相較，現在這個迫在眉睫的危機更是棘手。專家認為，由於核反應器與渦輪機廠房地底下的面積廣大，因此滲出的輻汙水量勢必更多，更具輻射性，這部分會更加挑戰東京電力公司──核能發電廠的經營者，他們面臨長期艱鉅的挑戰卻苦無對策。

「核反應器持續外洩輻射，情況還是很嚴重。」紐約市立大學理論物理學研究所教授加來道雄（Michio Kaku）在兩年前便說道：「這是一個定時炸彈，現在看來似乎很穩定，但只要一點點的干擾，一個二級地震，一根水管破裂……福島撤離的工作人員所留下的，是三個核能發電站終將引爆熔毀的反應爐──造成的災害程度將遠遠超過車諾比。」

然而過去兩年，即使媒體都對福島的事情保持緘默，但事情已惡化到主流媒體不得不正視的地步。

「東京電力公司的人非常無能，都應該被革職。整個過程他們都在編造謊言！」事發當下，那些工程師正試著掌控災況時，加來道雄就已直言說：「這麼巨量的放射性碘外洩之後，我們可以預見白血病與甲狀腺癌發生率將大幅增高。」

二〇一三年八月的報導顯示，福島附近孩童罹患甲狀腺癌的比率已經提高。根據《朝日新聞》的報導，當地政府最近發布的數據，可能罹患或確定被診斷出癌症的孩童人數，已從六月的二十八人提高至四十四人。

> 從一九七七到一九九五年，孩童罹患白血病的機率幾乎
> 是每年就增加一個百分比。
>
> ——美國國家癌症研究所（National Cancer Institute）

清除重金屬和化學物的毒害

除了防治輻射傷害，碳酸氫鈉也能處理重金屬與化學物對身體的毒害。清潔方面，它可以去除油漆塗料、各種油漬與煙霧殘留物，而當人體暴露在其他會有的化學物質及危險毒物的清潔用品中時，碳酸氫鈉能減輕這些毒物對人體的威脅。

此外，Arm & Hammer公司的經理肯尼斯・寇伯特（Kenneth Colbert）還說：「小蘇打可以用來清理那些存有易燃物質的區域，因為它本身就是天然的滅火物質。」它能處理化毒的特色，正是腫瘤科會用它來控制化療物的原因，**透過靜脈注射將它輸入病人體內，能預防化療毒性對病人造成的致命傷害。**

組織與細胞像是遍布人體的小工廠，裡面裝滿了粒線體，當廠內的每樣東西都因為酸性廢棄物而變得髒汙不已，便隨時隨地都需要清除乾淨。

人體新陳代謝所製造出來的酸性物質，會在一定的條件下快速累積，這是無法改變的事實，而碳酸氫鈉能中和許多化合物，對人體來說確實是不可或缺。

Arm & Hammer的商標是一個肌肉男拿著大頭錘，但更適合的標誌或許應該是一個看守身體、正在掃毒的警察圖像，這位看門的警衛保護著人體組織，留下一層鹼性防護膜以常保體內乾淨。

至於被當作藥物使用的碳酸氫鈉，則是人體的清潔劑，數十年如一日，忠心耿耿的提供服務。

讓疾病不從「口」入

在口中不斷氧化的汞（汞合金補牙）、抗生素使用頻率增加、牙周病、不恰當的口腔保健、酵母與真菌的過度生長及免疫力的減弱，都會產生相互影響，讓身體日趨惡化，進而引發各種慢性疾病與癌症。

牙周病人口中含有高度致癌合成物

科學家近年來發現，牙齦問題與癌症、心臟疾病有著重要的關聯性。「我們的研究提供了第一手證據，確實證明牙周病會增加胰臟癌的罹患率。」該研究的負責人、波上頓哈佛大學公共衛生學院的多明尼克‧麥考（Dominique Michaud）教授如此說道。有牙周病史的人與沒有牙周病史的人相比，罹患胰臟癌的機率多了六十四％。

如果有個人的牙周病日益嚴重還發生掉牙的狀況，那麼他所處的風險是最高的。牙周病人體內的發炎指標（如血液中的C-反應蛋白）會逐漸增高，這些指標是身體免疫系統針對體內有持續發炎狀況時，一開始會起的反應，同時它與胰臟癌的發展也有關係。牙周病人口中含有高度的致癌合成物，會增加胰臟癌的罹患率。

> 我們大多數的癌症病人，都有汞合金補牙的狀況。
> ——奧地利腫瘤協會理事長寇斯勒（W. Kostler）教授

有超過五千萬的美國人深受牙周病之苦。造成牙周病的主要原因與傳染性病原體有關，如病毒、細菌、螺旋原蟲、阿米巴原蟲與真菌。牙周病的情形是我們整個身體情況的縮影，一篇發表在《牙周病學雜誌》的研究證實，有牙周病的人具較高的比例罹患全身性疾病，也較

常出現心臟疾病與中風情形，患者有七十二％的機率出現冠狀動脈方面的疾病，有齦炎問題的人機率則是四十二％。一九九六年針對超過一千一百個人所做的研究顯示，一個人的牙周狀況與冠狀動脈心臟疾病、致命的冠心病、中風的發生皆有密切關係。

牙周病的主要症狀是病菌會在牙齒周圍持續形成黏厚、無色的牙菌斑，不過也有其他因素會造成牙周（牙齦）問題或影響它們的發展時程。哈佛醫學院的研究者指出，在一項針對長壽者的觀察中有一點很重要的發現，由於牙線能夠去除牙齒與牙齦的細菌，每天使用牙線將能預防牙周病與牙齦發炎。

當牙菌斑越變越厚並開始逐漸鈣化而變硬，即產生所謂的牙結石時，需要求助於牙醫師，因為一般刷牙是無法將牙結石刷除乾淨的。齦炎是指牙齒周遭的牙齦發炎狀況，主要造成原因是不當的潔牙方式。雖然身體在保持整體健康的條件下，可以減輕體內組織對某些局部刺激物所引起的反應，但最令人擔心、最需要被正視的問題是，目前牙醫界仍使用含汞的汞合金補牙物料。

> 「理查森報告」（The Richardson Report）是一九九五年針對加拿大人健康狀況所做的完整調查，研究顯示，每人每日可接受的汞攝取量，在不同年齡的族群中因使用汞合金補牙物料而皆有嚴重超出，底下列出各族群使用量——成人：四；青少年：三；孩童與幼兒：一。
>
> ——羅伯特・卡默爾（Robert Gammal）醫師

有好幾項研究都發現，細菌引發的牙齦疾病與動脈硬化症兩者之間有非常緊密的關係。事實上，在牙菌斑的汙垢中滋生的細菌與在動

脈內的是同一種病菌。《耳喉科學文獻》發表的一篇文章〈頭與頸的診療〉中提到，慢性牙周病會增加舌癌的發生率；事實上，水牛大學（University at Buffalo）與羅斯韋爾公園癌症研究所（Roswell Park Cancer Institute）的研究者也有相同的發現。

> 罹患某些全身疾病，如第二型糖尿病的患者，有較高的機率得到牙周病。

小心真菌感染和口腔癌

口腔念珠菌感染是發生在口腔內的真菌感染，最常出現在戴假牙的人與糖尿病患者身上；如果你有抽菸習慣或是血糖過高，或常常使用抗生素，得到口腔真菌感染的機會也會提高。**口腔念珠菌也常發生在免疫功能低下的人身上，如HIV或AIDS的患者，當他們懷孕或是正接受化療或放療之時，感染機會便會增大。**

口腔癌的發生率正逐漸升高，最近的數據顯示，增加幅度大約為十一％，每年幾乎有三萬四千個美國人被診斷出罹患口腔癌，而在這三萬四千人當中，只有一半的人達到五年存活率。口腔癌早期的徵兆類似一般的口腔潰瘍，這代表大部分的病患在發病初期並不會有明顯的症狀，而這樣的情況是危險的。

> 碳酸氫鈉能減輕因為化療與游離輻射所引起的口腔黏膜發炎狀況——口腔黏膜炎典型的症狀是紅斑或潰瘍。

含氟牙膏沒有效

不要再使用含氟的牙膏了！那些市面上宣稱有療效的牙膏其實一

點用都沒有，但由於人們已經習慣這些產品了，也因此，我呼籲大家一定要調整一下心態，不要再使用那些牙膏了。

刷牙時添加適量的碳酸氫鈉就能保持口腔健康，因為它可以穿透病原體形成的薄膜——生物膜或菌膜；這些黏糊糊的東西若未處理將會變成固體物質，到時候你就只能咬著牙讓牙醫師幫你清除了。

碳酸氫鈉能減少因食用蔗糖而產生的牙菌斑，它緩衝酸性的能力可以用來預防蛀牙。研究顯示，重碳酸鹽能抑制齒菌斑的生成，以及增加琺瑯質對鈣的吸附力。

由於重碳酸鹽對牙齒的保健非常有效，因此「在牙粉中加入碳酸氫鈉」於一九八五年十月在美國被申請為專利認證。

碳酸氫鈉可以增加口中的酸鹼值，中和細菌引起的代謝性酸質所帶來的有害影響。因此，碳酸氫鈉在牙科醫學領域的使用率越來越高，與其他牙膏相比，它比較不會磨損到琺瑯質與象牙質。

茱莉亞・羅勃茲用碳酸氫鈉來刷牙

女星茱莉亞・羅勃茲有著迷人的笑容，她說這要感謝她的爺爺，因為爺爺傳給她用小蘇打刷牙的祕方，讓她擁有一口健康的美齒。

「我用小蘇打刷牙。我爺爺總是在他的牙刷上放一堆小蘇打，他這輩子只有蛀牙過一次。」羅勃茲說道。

她爺爺所處的時代，剛好是早期Arm & Hammer小蘇打公司全力推廣小蘇打作為藥物使用的時候。

沒錯，小蘇打讓她的牙齒白皙，但效用不僅僅於此，越來越多的牙膏和新近潔牙用品都使用碳酸氫鈉，是因為它是保持口腔健康的最好方法，它可以改變酸鹼值，快速消除不斷增生、對人體健康造成威脅的細菌與真菌。

Chapter 8

小蘇打＋鎂，逆轉糖尿病

　　想要了解碳酸氫鈉，我們必須先認識胰臟，因為人體所需的重碳酸鹽主要都是由它製造。泰國自然療法專家帕哈斯西塔德寫道：「缺少足夠的重碳酸鹽做為緩衝，人的體質會轉為酸性，各種疾病開始生成。身體代謝偏酸會影響胰臟，因為它會為了維持體內重碳酸鹽含量而過度工作。重碳酸鹽不足，胰臟會漸漸失去功能，胰島素一旦出現問題，糖尿病就發生了。」

　　當身體的免疫系統破壞胰臟的貝塔（beta）細胞時，就形成了第一型糖尿病，雖說到目前為止，西方科學還不清楚個中原因，但你可以現在開始來做研究了解。

體質偏酸會讓胰臟細胞受損

　　飲用自來水或任何酸性不含礦物質的水，會對身體造成極大的危害。酸鹼值六‧二至六‧九的自來水與酸鹼值大於七‧七的水相比，

注意！

酸鹼值六‧二至六‧九的自來水與酸鹼值大於七‧七的水相比，前者造成第一型糖尿病的機率多達四倍。

前者造成第一型糖尿病的機率多達四倍。**我們喝的水若缺乏重碳酸鹽與鎂，身體會慢慢出現各種疾病。**

當我們開始關心飲用水的品質影響第一型糖尿病的問題，等於也是在降低心臟疾病、中風與癌症的發生率，因為糖尿病病人罹患上述疾病的機率高過常人。

氧化壓力的程度會隨著體內酸鹼值偏酸而成指數性成長，在這樣的情況之下，粒線體受到的傷害通常是最大的。重碳酸鹽直接透過粒線體來促進三磷酸腺苷酶（ATPase，合成三磷酸腺苷〔ATP，核甘酸的一種〕這種高能量化合物的一種酶）的運作，當重碳酸鹽不足時，粒線體的活動力就會受到影響。

伯特‧博克森（Burt Berkson）醫師得到美國食品藥物管理局（FDA）的認證，針對靜脈注射硫辛酸做了一些研究，他談到自由基對人體造成的損害：「損害的情況若發生在胰臟，將會導致糖尿病；發生在心臟時，則會造成冠狀動脈心臟病。」自由基好比地毯底下的灰塵，累積多年後，環境將變得髒汙不堪，讓東西發霉，各種細菌、黴菌孳生。

二〇〇六年八月一日，美國化學協會（American Chemical Society）發表一項研究，結果顯示甲基汞會引起胰臟細胞的失能與凋亡。有機汞會在體內帶來極大的氧化壓力，引起自由基對人體的損害。理論上來說，並不是身體裡每個區塊的受損程度都一樣，某些地方比其他地方嚴重，有些甚至會呈現完全失控的狀態，好比出現一把大火燒掉了細胞的房子及其正常功能——癌症就是發生在這樣的地方，快速、不受控制的細胞大量繁殖，並靠著這些「灰燼煙塵」維生，身體組織則因為維持生

命所需的礦物質嚴重不足而缺乏抗氧化劑，其運作功能受到嚴重的擾亂，更讓那些癌細胞可以趁虛而入。

不只胰島素，胰臟也分泌重碳酸鹽

胰臟是一個扁扁長長的、從脾臟延伸至上腹部中央的腺體，它有三個主要功能：首先它分泌消化液，那是富含胰腺酵素的鹼性溶液，能讓食物在小腸內得到完整的消化；其次，胰臟分泌胰島素，它是一種透過代謝糖類和碳水化合物，來控制血糖的荷爾蒙；最後，它還分泌重碳酸鹽中和來自胃部的酸液，讓胰腺酵素能在適當的環境中運作。

一般來說，我們會出現過敏現象，主要是因為人體在消化過程中沒有能力分泌某種酵素，或分泌得不夠。這也表示，人體無法分泌足夠的重碳酸鹽讓胰腺酵素得以有效運作，在這種情況下，未消化的蛋白質會進入血液，引發更多過敏反應，此時出現的發炎現象將會是全身性的，但主要的部位在胰臟，它會被迫減少分泌重碳酸鹽、胰島素與其他人體必需酵素。

重碳酸鹽對胰臟的影響

重碳酸根離子是人體的緩衝劑，能維持血液和其他體液的正常酸鹼度。人體的酸鹼度會受到所攝取的食物、藥物，以及腎、肺的功能所影響，<u>正常的血清重碳酸鹽濃度應介於二十二至三十毫莫耳／公升</u>，重碳酸鹽的濃度未處於正常值，會導致一些疾病發生，如呼吸功能障礙、腎臟病、新陳代謝出問題與胰臟衰竭。

胰臟是控制人體酸鹼值的主要器官，當人體整體的酸鹼值偏酸時，它是第一個會受到影響的器官。威廉・菲爾帕（William Philpott）

與唐維・卡麗塔（Dwight K. Kalita）醫生在《過敏的腦》中寫道：「在一項針對人體面對數種可能引發過敏的物質的研究中，我們在實驗前與實驗後分別監測血糖濃度、胰島素的分泌、酸鹼值平衡，以及胰臟重碳酸鹽與酵素分泌的狀況，結果發現：人體置身於這數種物質的壓力反應下時，胰臟是第一個功能受到抑制的器官。」羅伯特・楊格醫師說道：「體質過酸會削弱全身的系統。胰臟是負責鹼化人體的最主要器官之一，這樣說你應該就可以了解，變酸的體質將如何影響胰臟的運作——它會失去正常功能，引發糖尿病。」

營養失調將減少胰臟的重碳酸鹽分泌

一個人有嚴重的營養失調問題時，其胰臟分泌重碳酸鹽的速率會提高，但量會減少。身體處於眾多可能的生物壓力底下，只要其中一個重擊了胰臟，它（其他器官也是）就會開始功能失常。當這種情形發生時，首先可以觀察到的，便是胰臟的重碳酸鹽分泌量降低。

一旦胰臟功能受到抑制，重碳酸鹽的分泌減少，就會啟動全身的發炎連鎖反應，其中也包括大腦——整個人體都已被酸性控制。而且，重碳酸鹽減少所造成的負面影響，還會再回來傷害胰臟，因為胰臟要處在鹼性的環境，才能提供身體足夠的重碳酸鹽。

當肝臟受到酸性體質的攻擊

極高的酸性會為胰臟、肝臟與全身器官帶來極大的危險。肝臟在維持體質的酸鹼度當中，也扮演了非常重要的角色——負責排出人體的酸性廢棄物。因此，當體內的酸性物質累積過多，肝臟的運作功能很可能就會喪失（被搞壞）。

一旦體內的酸性讓肝臟與胰臟失去調節血糖的作用，罹患糖尿病與癌症的機率就會提高。

糖尿病醫療前線──小蘇打

造成糖尿病的原因很多，重金屬、有毒化學物與輻射汙染都會影響、減弱與摧毀胰臟組織。然而，當身體有足夠的重碳酸鹽，它就有能力對抗有害化學物的侵擾，這便是軍方使用重碳酸鹽來保護士兵的腎臟，使其不受輻射傷害的理由。鎂也一樣，現代人每天的生活都是處在大量輻射的危險之中，飲用水、食物、空氣……，無所不在，而鎂和重碳酸鹽、碘都能保護我們不受到輻射與有毒化學物的傷害。

文明害慘了胰臟

糖尿病是會影響全身細胞的嚴重疾病，它阻礙了體內的能量代謝以及最重要的荷爾蒙──胰島素及其受體部位。糖尿病其實正向人類文明社會發出一個十分嚴重的警告：不斷增加的輻射汙染、汞與其他能致人於死地的化學物，以及種種藥劑，全都是在毒害人類；此外，我們也應該要好好檢視抗生素是如何導致糖尿病和其他的人體疾病。這些有毒物質都被證明會導致人體營養的缺乏，但主流醫學體制置若罔聞，仍執意添加使用。

在《有毒的處方》中，作者莉莎・藍迪摩爾-林姆（Lisa Landymore-Lim）醫師表示，現今大眾毫不猶疑服下的許多藥物，其實都與葡萄糖受損、糖尿病的引發有關，她舉的例子是鏈佐黴素（streptozocin）與四氧密啶（alloxan）這兩種藥，它們常被用在讓實驗用老鼠罹患糖尿病。此外，滅鼠優（vacor）這種毒藥，會讓人罹患胰島素依賴型糖尿病。對抗醫學遲早都要面對一個事實──許多藥物出人意外地含有盤尼西林或其他抗生素，讓胰臟的貝塔細胞產生改變，進而影響胰島素與重碳酸鹽的分泌。

從預防、治療到治癒

　　碳酸氫鈉明顯減緩了慢性腎臟病的發生，但少有人知道，它也在醫療前線對抗著糖尿病。在處置糖尿病與其他新陳代謝的症狀中，從預防、治療，甚至是部分治癒，使用平凡的小蘇打都是不可或缺的方法。

　　在嚴重營養不足的情況下，胰臟重碳酸鹽的分泌量會減少，許多肥胖患者都有這類的情況。導致糖尿病的垃圾食物，會讓人長期營養不良，進而造成體內的重碳酸鹽含量減低、鎂含量嚴重不足——後者，就是導致糖尿病的主因。

　　攝取越多會讓身體呈現酸性的食物，我們就越需要重碳酸鹽，但在身體對鹼性緩衝劑的需求量增高時，糖尿病患者的胰臟卻始終提供不足。我現在要說的是，無論是第幾期的糖尿病，都可以在家以口服或皮膚吸收的方式安全地使用碳酸氫鈉，裡面若添加鎂，效果會更好。另外，<u>用碳酸氫鈉泡澡，也可以治療伴隨糖尿病而來的足部問題。</u>

注意！

無論是第幾期的糖尿病，都可以在家以口服或皮膚吸收的方式安全地使用碳酸氫鈉，裡面若添加鎂，效果會更好。

　　人體的酸鹼值若失衡，也會提高糖尿病併發症的發生率，例如腎衰竭、壞疽與失明。糖尿病起因於血液中有過量的葡萄糖，這是因為人體缺乏了把葡萄糖有效地分配至細胞裡的胰島素。另外要注意的是，當肝臟將過量的葡萄糖吸收進去，它清除身體毒素的能力也會跟著被破壞。

Chapter 9

救腎大作戰

　　人體若暴露在鈾之類的化學物底下，第一個受到毒害的器官是腎臟。早期的軍事手冊上記載，如果遇到上述危急狀況，應立即使用碳酸氫鈉來鹼化尿液，以減少鈾離子對腎的毒害，並促進無毒的碳酸鈾錯合基的分泌。另外，口服碳酸氫鈉也能降低鈾對腎臟帶來的嚴重影響。

當腎臟和胰臟都被迫減少分泌重碳酸鹽

　　雖然醫界在胰臟外分泌功能缺損這方面已有詳盡的相關研究，但在針對糖尿病的治療上，胰臟外分泌腺這個部分卻一直被人忽略。別忘了，胰臟外分泌腺主要負責製造酵素和消化食物所需的重碳酸鹽，而重碳酸鹽對維護腎臟功能非常的重要——連它自己都會分泌重碳酸鹽。

　　現在，我們已經了解造成糖尿病與腎臟疾病的共同點，當上述兩個器官所分泌的重碳酸鹽都在減少，身體就會開始酸化，之後整個生理系統便會走下坡。

為了中和體內的酸性，腎臟每天會分泌約二百五十公克的重碳酸鹽。腎臟會監測血液的酸性濃度，以維持酸鹼平衡：**當血液過酸，腎臟會分泌重碳酸鹽；如果血液過鹼，腎臟會透過尿液排出重碳酸鹽恢復酸鹼平衡。**人體會透過兩個過程來達成這樣的平衡，首先是排除食物消化代謝過程中由重碳酸鹽分離出的氫離子，再來是腎臟製造「新」的重碳酸鹽合成物。

> 在替病人施用放射造影物質之前，為病人注射碳酸氫鈉溶液取代以往的鹽水輸液，似乎更可以降低腎病的發生率。
> ——美國醫藥學會
> 湯瑪斯・甘迺迪（Dr. Thomas P. Kennedy）醫生

強酸物質會拖累腎臟

普遍來說，如果一個正常成年人攝取西式料理，他會出現慢性、輕度的酸中毒，而隨著年齡增長，酸中毒會逐漸加劇，**過多的酸（酸中毒）被視為是許多疾病及加速人體老化的原因。**

酸中毒常發生在身體無法製造足夠的重碳酸根離子（或其他鹼性化合物），來中和體內新陳代謝過程中所產生的酸，以及可樂等飲品在體內所製造的酸。

就這方面來說，高蛋白飲食也是個大問題，長遠來看，會為腎臟帶來許多負擔——**人體酸化最主要的原因之一，就是過量攝取蛋白質。**研究指出，攝取肉類與乳製品會增加罹患攝護腺癌的風險，我們發現，這些食物也會增加乳癌與其他癌症的風險。

礦物質缺乏是另一個致癌的原因，若你攝取的食物屬於高蛋白質

又低礦物質，蛋白質在人體內分解後會形成強酸，而體內逐漸增高的酸度會讓健康出現狀況。

除非你接受的治療能夠確實移除身體產出的酸毒，並增加氧量、水分與營養素，否則大部分的醫療介入都無法真正有效解決問題。這些酸性物質含有硫、磷或氮，無法像其他弱酸物質可以分解為水與二氧化碳後再排出，所以必須透過腎臟排放。這些強酸物質在通過腎臟時會帶走鹼性的礦物質，如此一來，它們就能夠被轉化成為中性鹽，不會在排放過程中傷害到腎臟，但如果它們被排出時處於自由酸態，腎臟就會受到損傷。

透過補充鹼性物質來緩衝酸性，是洗腎最主要的功能之一。透析液又稱為洗腎液，是一種包含水及電解質等化學物的溶液，透過人工腎臟來移除身體的廢棄物與液體，由於洗腎病人在每半週洗腎前，體內血清的重碳酸鹽濃度必須達到二十二毫莫耳，因此透析溶液裡的重碳酸鹽濃度必須因人而異。

在透析溶液中加入重碳酸鹽，已證實能對新陳代謝有較好的控制，它不像「無醋酸的生物過濾術」（透析液沒有酸鹼緩充液）會引起發炎與體內細胞凋亡；它能讓病人在療程中比較舒適，並擁有較好的生活品質。

注意！

在洗腎液中加入重碳酸鹽能在新陳代謝方面得到比較好的控制，也能讓病人在療程中比較舒適。

用小蘇打抗酸和解毒

重碳酸鹽能中和造成體內慢性發炎的酸性環境，因此，碳酸氫鈉對許多慢性疾病與自體免疫疾病都有很好的治療效果。碳酸氫鈉具備許

多已知功效，是有科學根據的醫療用藥——當某種治療能用科學的方法來檢視，人們對它的接受度就會提高。

碳酸氫鈉對化學物中毒或成藥服用過量的治療很有效，可避免心臟中毒與神經毒素的情況發生，這也是它被主流腫瘤醫學拿來使用的原因——減輕化療劇毒對身體的影響。

碳酸氫鈉具有吸收重金屬、呋喃（furan，一種雜環有機化合物）與二噁英（dioxin，又稱戴奧辛）的特性，而當你觀察一個人身上的癌細胞與健康細胞時，一定會發現癌細胞有較高濃度的化學毒物、農藥與其他有毒物質。

關於酸鹼值平衡的著作並不少，但它卻是最容易被忽略的健康指標之一。一般來說，美國大眾（素食者除外）都有嚴重的酸問題，而且他們的身體還暴露在日益嚴重的有毒環境中。

重碳酸鹽這類物質，是能中和血液中過多酸性的鹼性緩衝物，它們將酸性固體廢棄物分解成液體狀態，而在它們中和這些廢棄物時，多餘的二氧化碳便會經由肺部被釋放。只不過，隨著年紀增長，這些緩衝物會逐漸減少，這種現象就稱為酸中毒。這是一個自然的現象，因為我們身體累積的酸性物質會越來越多——這就是老化過程與酸性物質累積兩者之間的關係。

要注意的是，若因為不想要身體過於酸性，而長時間讓自己處於過鹼的狀態，同樣也不好。每一件事都有它的極限，以Arm & Hammer這個品牌為例，其所販賣的碳酸氫鈉盒上就有建議兩週最高用量，我們需要確實遵守。

某位參加「鹼性活命計畫」的病人（但不是使用碳酸氫鈉）寫道：「連續三週我早上的尿液酸鹼值都超過八，我身體有許多地方不舒服，頭痛、肌肉關節痛，消化系統也有問題。」**重碳酸鹽治療計畫**

<u>最多只能進行兩週，它的目的並不是要讓身體維持長時間的高酸鹼值，
但你可以在療程結束後，休息一週或十天再做一次。</u>

口服更有效

進行腹膜透析可以使用包含了重碳酸鹽、鈣與鎂的穩定的重碳酸
鹽透析溶液。像這樣以重碳酸鹽為基底的溶液是可以長期使用的。

加州大學一般內科與臨床試驗中心的研究員發現，「腎功能不全
會減少酸的排除，並降低重碳酸鹽的留存率，因而促使代謝性酸中毒
的發生。隨著年齡增長，飲食依賴型的酸中毒會轉變為無關飲食的酸
中毒類型，這是因為腎功能大體上會隨著年齡的增長而下降，對身體
帶來的影響，諸如慢性腎功能不全。」

英國倫敦皇家醫院的科學家發現，碳酸氫鈉可以有效減緩慢性腎
臟疾病的病程；《美國腎臟學會期刊》以及許多執業的腎臟科醫師，都
非常清楚重碳酸鹽對腎臟疾病有非常好的療效。

此外，腎臟科醫師哈利阿契爾（S. K. Hariachar）是佛羅里達州坦帕
（Tampa）「腎性高血壓單位」的督導，監測重碳酸鹽與腎臟疾病的相
關研究，他說：「我很高興我們過去一直都知道的事情，終於得到了
科學證實。有許多年的時間，我都用碳酸氫鈉來治療病人，試圖延緩
他們洗腎的時間，而現在我們終於得到常規醫學的支持。我們也獲知
一些已經開始洗腎的人，在使用碳酸氫鈉後，疾病開始發生逆轉。」

約翰是負責洗腎的護理人員，與哈利阿契爾醫生在同一單位服務。
由於腎臟衰竭，過去他也是一位洗腎患者，但後來他的腎臟開始慢慢恢
復功能，最後好轉到可以停止洗腎。他表示，自己在整個治療期間都持
續口服碳酸氫鈉，而為了避免腎臟再次衰竭，他現在依然每天服用。

　　哈利阿契爾醫生強調，**有酸性排除困難的病人，即便使用含有重碳酸鹽的透析溶液來洗腎，也並非每一個人都會出現療效**，但「但口服重碳酸鹽卻會讓情況大大的不同」。

　　動物實驗也證實，碳酸氫鈉減緩了老鼠體內多囊腎（俗稱泡泡腎）的病程發展。此外，為老鼠長期施用碳酸氫鈉，能抑制囊腫變大，預防之後可能會發生的間質性炎症、慢性纖維化與尿毒症。

Chapter 10

癌症的「天然對抗療法」

　　想像你體內有股強大的火力在攻擊癌細胞，一群英勇的士兵們正用高明的戰略讓它們無法遁逃。現在已經有越來越多的人知道「天然對抗療法」，它提供新策略並結合過去成功的經驗來對付疾病，這種方法極具效力，能成功對抗癌症，但對人體健康的細胞沒有毒害。

　　當體內充滿有毒重金屬、四處搞破壞的自由基、病原體感染、發炎、粒線體失能、免疫系統下降、礦物質與維生素缺乏、基因突變、細胞壁損害與氧化壓力等，這些問題聚集起來會威脅生命的安全，如發展成癌症。有許多種方式可以治療癌症，但能同時處理上述種種身體失衡狀況的，才是最好的方法。

　　每個人都希望自己的癌症能被治癒，但在展開治療之前，首先必須了解自己所接受的抗癌藥劑療程的設計概念為何，療程中的每個階段都會給予身體強大的治療軍備，讓各個部隊的作戰區域（藥理作用）重疊，藉以提高治療的機率，我們將因此看到確實的療效──病患得到治癒或症狀獲得緩解。

所謂的「天然對抗療法」治療方針，則是讓高濃度營養物質直接組成強大軍隊，全力圍攻、殲滅癌細胞。

任何一位將軍的麾下，只要能擁有一支戰鬥力超強的藥物大軍，必能使他振奮不已。他會命令軍隊殲滅所有敵人（會轉變成癌性、引發感染的不健康細胞群），但不傷及體內健康的細胞。常規癌症治療之所以危害甚深，正是因為原本要滅敵的戰火落到自己人的頭上，其毒性之高，有時甚至連宿主都被一併殺害。例如化療，化療藥劑無法分辨敵我，其毒性能有效殺死癌細胞，但健康細胞也會連帶著遭殃；相反的，營養藥品本身不具毒性，對身體也不會有危害，所以可以在不同的區域施用──佈署在癌症四周，伺機同步攻擊。

將藥物或營養藥品分開來用的做法已不再恰當，反而需要將尚未測試合併使用效果的藥物搭配使用（但這些藥物都必須已分別被證實有效）。這樣的合併使用或治療方式，理論上是不可能用在製藥廠出品的藥物，因為我們無法預測，把有毒的化學品與具毒害的藥物混合後會有什麼樣的結果。

一個困擾人們許久的醫學問題，不太可能由單一種藥品或藥物治療就獲得全盤解決。製藥公司犯的錯誤，就是將藥物分門別類，然後挹注大筆資金在單一的用藥上──他們在生產及行銷這些保健產品時，還清楚地強調個別療效，盡可能地要消費者依據他們的指示使用。

然而，將焦點放在混合性的治療，則能把多種危險因素都考慮進來並一一處理──多樣化的病原因素需要多種類的治療方式。

不是所有癌細胞都會威脅生命

基因突變是癌症發展的一部分，但只有突變是無法讓癌症發生並

擴散的，更不會因此讓癌細胞主掌人體珍貴的資源（養分）、摧毀健康細胞的住所，甚至最終威脅到人的生命。

在人的一生當中，基因的確會受到損害，某些細胞會發生突變而某些則不會。**致癌基因是一種會在動物身上形成腫瘤的基因，它也會讓培養皿中的細胞無限制地增長，但其本身卻沒辦法讓細胞從正常變為癌性。**真正會產生影響的是細胞周圍的環境（微環境），它以某些方法造成癌症的發生。

癌症與惡質細胞和周遭組織的互動有關，關於這一點，加州羅倫斯‧柏克萊國家實驗室（LBNL）生命科學部的總監米娜‧貝索爾（Mina Bissell）說的很清楚：

癌細胞與它們的微觀和宏觀環境交互作用，創造出一個讓腫瘤可以生長的環境，保護它們不受免疫系統的攻擊；然而，同樣的交互作用也能夠阻止腫瘤的生長或擴散。

大部分人的體內都有癌細胞，但並不是所有癌細胞都能夠取得宿主重要的資源，甚至進一步奪取性命。這其中的含意是，**癌細胞的行為，如極性、轉移與擴散，都是受到周圍的細胞與細胞外基質相互作用之後的結果。**微環境包括了細胞賴以生長和發展的複雜架構，稱為細胞外基質；微環境環繞著每一個細胞，已被證實能夠調節基因表現，因此與癌細胞本身相比，它與癌症的狀態比較相關。「如果組織的構造與環境也是信息傳遞的一部分，那麼，有著不正常基因的腫瘤細胞若處在健康的微環境中，應該能夠變成『正常』的。」

為了測試這個假設，她與學生把一些惡質細胞放在健康的環境架構中，細胞的惡質顯型果然被轉為正常，他們甚至將這些細胞放到老鼠身上，結果沒有造成腫瘤。貝索爾醫生表示，「這說明我們可以用不同的角度來認識癌症——癌症基因是由周遭的環境在控制的。」

貝索爾醫生提出的基本理論是，癌細胞如果沒有周圍其他細胞的協助，是不會發展成致命腫瘤的；其實，不只是周圍其他細胞，組織間的環境也參與其中，這當中就包括了酸鹼值、血液提供的營養含量。這或許是為什麼有許多人的死因不是癌症，但遺體經過解剖後，總能發現他們的體內有幾個生前未發現的小腫瘤——依照我們現在談的這個理論，這些腫瘤是受到抑制的，沒有對人體造成傷害。

「舉例來說，一個處在不良環境中的小孩，」身兼乳癌醫師和「蘇珊・勒福研究基金會」（Dr. Susan Love Research Foundation）董事長的蘇珊・勒福說道：「你把這個小孩帶到別的環境，他的行為舉止就會變得不一樣。」她進一步補充說：「這是很令人振奮的消息，因為如果關於微環境的研究是正確的，那我們不需要殺死一堆細胞就能夠逆轉癌症。這種做法對人體不會有過度的攻擊，對癌症治療來說，是一個全新的觀點。」

很多人都視貝索爾醫生為英雄，有一個設立的獎項甚至以她為名。「你的發現扭轉了一切！」美國實驗生物學學會聯合會（FASEB）在一封信中如此寫道，該信中並宣布她是二〇〇八年卓越科學獎的得主。然而，若要談到細胞環境的改變，沒有什麼會比使用碳酸氫鈉更快。

> **注意！**
> 癌細胞若沒有周圍其他細胞的協助，是不會發展成致命腫瘤的，組織間的環境也參與其中，包括了酸鹼值、血液提供的營養含量等。

化療讓癌細胞進化了？

化療會損害健康細胞，促使它們分泌一種有利腫瘤生長的蛋白質，讓癌細胞對後續治療產生抗藥性。已有普遍的臨床證據顯示，化療

過程中對健康細胞的損害，就算沒有影響整體治療效果，也會有許多負面的結果。

癌細胞的新養分———WNT16B蛋白質

「人體內癌細胞所處的環境及其周遭條件非常複雜。腫瘤細胞的所在之地與周圍狀況，會影響它對治療的回應與抵抗。」資深作家、哈欽森癌症研究中心人類生物學分會成員彼得·尼爾森（Peter S. Nelson）醫師說道：「我們發現，對於那些精確的治療方法，腫瘤的微環境還是能影響其成敗。」換句話說，當同樣的癌細胞面對不同的鄰近環境時，或許對治療有不同的回應。

關於化療對人體組織的影響，研究員做了一個測試，並發表在二〇一二年八月號的《自然醫學》，他們從患有攝護腺癌且接受化療的病人身上採集細胞組織，發現療程結束之後健康的細胞出現「DNA受損的證明」，而健康的細胞因化療受到損害後，會分泌許多名為「WNT16B」的蛋白質，這種蛋白質會協助癌細胞繼續生存———你知道嗎？WNT的分泌量最多可以增加到三十倍！

「這是我們沒有料想到的！」尼爾森醫師提到，這些蛋白質會被受損細胞鄰近的腫瘤細胞拿去取用，「WNT16B會與附近的腫瘤細胞產生作用，促使後者增長、擴散，以及最重要的———對治療的藥物產生抗藥性。」此外，在化學治療期間，腫瘤細胞繁殖的速度還加快了，「我們的研究發現，良性細胞的受損……，可能正好有助於腫瘤的活躍增長。」尼爾森醫師團隊的研究已經在乳癌與卵巢癌的腫瘤中得到證實。

根據尼爾森醫師的描述，化療是一種看似正常，但其實很瘋狂的方法，「在實驗室中，我們可以對培養皿中的癌細胞直接注射高劑量

的有毒化療藥物，它們幾乎完全被『治癒』。然而，用在人體上時，這麼高劑量的化療物不僅僅會消滅癌細胞，同時也會將健康的細胞，甚至主人都殺死。」因此，對於一般實質固態瘤的化療做法是，施用的劑量較少，將施用時間分成數個週期，讓正常細胞有時間康復。然而，這種方式可能無法根絕腫瘤細胞（因為會造成抗藥性），卻會讓殘餘的癌細胞進化，對後續的治療具有抗藥性。

醫師自己都不願接受的治療

　　研究者針對接受化療的癌症患者做了調查，發現大部分的人（七十二％）都經歷了嚴重的副作用。「天然對抗療法」在治療過程中引起的副作用不大，讓人比較舒服；化療、放療與手術對人體的傷害常常過於嚴重，因此無法救治每一個人。馬丁・史克（Martin Scurr）就提到其他醫生（包括他自己）寧願死也不願意忍受癌症末期治療之苦的原因，「有些醫生承認自己不會接受他們建議末期病患所做的那些手術治療；多數醫生認為，對於病情非常嚴重、生命危急的病患來說，我們提供的那些治療是無效的。更糟的是，讓病人忍受長達數個月的治療之苦，就算真能延長一點壽命，但他們的生活卻毫無品質可言。雖然我們提供這些醫療服務給病患，但我知道，大部分的醫生本身是不會接受這些治療的。」

　　那些主流的研究者未曾想過，其實可以用完全不同於化療的方式來治療癌症。與其試圖消滅癌細胞，傷害到周圍健康的組織，我們的做法是，用健康的細胞圍成一堵堅實的牆，把癌細胞關在裡面──我們做的是強化那座城牆，而其他治療反倒是在削弱它。我們做的是創造一個環境，在那裡限制癌細胞的生長，之後派出巡弋飛彈直接瞄準目標，用大量的鹼與氧氣殺死癌細胞。

和死神打交道的放療

愛德華・葛勒伯（Edward Golembe）醫生在布魯克林的布魯克岱爾醫學院主持一個高壓氧治療的計畫時，談到自己曾治療過許多病人，都是下顎受到輻射的嚴重傷害，「那是一件非常非常恐怖的事。」

我們使用放療，就是選擇和死神打交道，當醫生試圖使用這種會帶來可怕後果的方式醫治病人，就是選擇以死亡為治療導向。那些因為癌症而接受放射治療的人都要忍受極大的痛苦，當中有些人的情況更是比其他人更糟。

生活在輻射暴露嚴重的今天，我們活在死亡的陰影底下。自上世紀核能時代開始，地球上的本底輻射量（background radiation，背景輻射量）逐漸增加，因為人類不停地興建核能廠，製造核廢料、開採鈾礦，以及英、美、以等國海空陸三軍在戰爭中大量使用的貧鈾武器；此外，人體還持續暴露在其他不斷增加的輻射來源中，如微波發射塔、手機、無線電與電腦。

如果這些還嫌不夠，別擔心，醫療院所已經將所有的警示拋諸腦後，以醫療檢查為名，讓大眾暴露在越來越高的輻射量之中。前任柏克萊加州大學分子與細胞生物學系榮譽教授，已故的約翰・高夫曼（John W. Golman）醫師曾經估計，美國有四分之三的乳癌是輻射造成的（包括了醫院的X光，以及為了要偵測乳癌的乳房攝影技術）。

重碳酸鹽的保護、緩衝與中和作用十分有效，能在人體暴露於輻射中時保護腎臟與體內其他組織。

我們現在所生活的世界，已經過度暴露在汞與鈾之中了。汞與氧化鈾都能直接攻擊我們的細胞核與粒線體，因此碳酸氫鈉對人們來說就更加重要了，我們在前面章節就提到過，口服碳酸氫鈉可以降低鈾對腎

臟所帶來的嚴重影響，此外，也提到過有人拿碳酸氫鈉來清理被鈾污染的土壤。

對於重金屬與其他有毒化學物，包含化療（即便劑量很低對人體也有致命的影響），碳酸氫鈉也有相同的效用，任何的戰地醫院、醫療院所、甚至是每個家庭的醫藥箱中，碳酸氫鈉都應該是必備物品。前任美國農業部化學研究員布萊茲・勒本克（Blaise W. LeBlanc）證實羥甲糠醛可能是造成蜂群崩壞症候群（Colony Collapse Disorder，蜂群異常死亡）的原因，他找到一個能夠減低羥甲糠醛毒性的方法：在高果糖玉米糖漿裡面添加鹼性物質（如碳酸氫鈉或小蘇打、石灰、碳酸鉀或氫氧化鈉），可以提升酸鹼值，降低羥甲糠醛的含量。

治療癌症的根本病因

有許多方法可以殺死癌細胞，讓身體回復平衡，這是所有面臨癌症威脅的人都必須了解的事。不過，除非能針對根本病因下手，否則我們沒有辦法完全治癒癌症。

造成癌症的原因很複雜，表層、深層的因素互相影響，在不同的案例中不易查出主因，因而很難找到適合的處置方式。

「癌症是全身性的問題，不是局部的疾病。這是你的身體在發出警訊，提醒你必須為自己的飲食習慣與生活方式做個改變——八十％易罹病的遺傳基因的確可能被啟動，但也可能會因為正確的飲食與生活讓它無法發作。每個人每天體內都有癌細胞在活動，但我們的免疫系統能成功的阻擋它們——健全的免疫系統才是對抗癌症的關鍵。我們通常是在免疫系統被癌細胞攻陷，體內長出明顯的腫瘤之後，才知道自己得了癌症。此外，在擊敗了癌症後，還是需要維持良好的飲食

習慣與生活方式，癌症才不會復發，因為你已確定自己有易罹癌的體質。有一個研究指出，在那些宣稱乳癌已經被『治好』的人當中，七年或七年之後他們體內仍發現有癌細胞的蹤跡，這說明即便被治癒，妥善照顧自己仍是首要之務。」查理斯·莫瑞斯（Charles Morris）醫師如此寫道。

阿圖·拉克莫夫（Artour Rakhimov）醫師說道：「主要負責增進組織氧合作用（oxygenation）的物質是二氧化碳，不是氧氣，而小蘇打水對動脈的血液成分只有一個影響——增加二氧化碳的含量。如同許多醫學研究所證實的，二氧化碳是超強的血管擴張劑，它能擴充動脈及腫瘤周圍的動脈血管，因為這些血管內壁充滿了對二氧化碳敏感的平滑肌肉。」碳酸氫鈉同時擊中癌症腫瘤兩個要害，首先它增加了酸鹼值，這能為組織帶進更多的二氧化碳；再來，透過二氧化碳這個血管擴張劑，讓較多的血液能夠流入腫瘤。

艾恩·湯納克（Ian Tannock）教授及其同儕在多倫多大學發表一篇文章，「我們發現實質固態瘤會在酸性的細胞外環境裡發展。」這被認為是在「有氧與無氧酵解反應底下乳酸堆積的後果」。然而，這些作者們也指出，乳酸作用「不是唯一造成腫瘤在酸性環境生長的原因」，**另一個主要因素是，腫瘤周圍鮮少有血液灌注所致。**

有一群來自保羅·史翠可藍電子掃描中心（Paul Strickland Scanner Centre）的英國科學家表示，他們讓十四位癌症患者呼吸混合氣體（分別是二％、三·五％與五％的二氧化碳，其餘都是氧氣），「動脈的氧氣壓力比基礎值最起碼增加了三倍。」另一群英國科學家則是直接測量癌細胞的氧氣壓力，他們的結論是：「這個研究證實了呼吸二％的二氧化碳與九十八％的氧氣具有良好的耐受性，可有效增加腫瘤氧化作用。」

有關使用碳酸氫鈉來治療癌症，有些人認為，「拒絕或延緩接受常規醫療，只依賴這種方法來做，會帶來嚴重的健康問題。」但我所要強調的是，不應該單獨使用碳酸氫鈉來治療癌症，而是把它納進一個詳細完整的治療計畫中，再說一次，認為只有一種藥物可以治癒癌症，這想法太輕視整個醫療知識體系了；事實上，這樣的藥物有上百種，只不過有一些會比其他來的有效。

注意！

不應該單獨使用碳酸氫鈉來治療癌症，而是需要把它納進一個詳細完整的治療方針中。

用小蘇打讓癌細胞休兵

二〇一三年一月三日，醫界的科學家們發表了一個聲明：「一項研究結果顯示，腫瘤細胞為了建立有利於自己的生長條件，會在體內製造出酸性的環境；這種環境不只對惡性細胞無害，還會讓腫瘤有機會對正常細胞與組織做局部的侵犯。」還有一些研究證實，<u>與正常組織相較，癌症細胞外圍的酸鹼值明顯偏低，而偏酸的環境將促進具侵略性的原位腫瘤的成長與癌細胞的擴散。</u>

由於快速的糖分代謝和缺乏血液灌注，實質固態瘤外部的酸鹼值為酸性，而試管及尚未接受尾靜脈注射的活體細胞的實驗也都證明，酸性環境將刺激腫瘤細胞的侵略與擴散。

經過實際的觀察，研究者做出很合理的推定：體內酸鹼值緩衝劑濃度的增加，將能減低腫瘤內部及周圍的酸度，因此能抑制惡性細胞的增長。

他們同時也發現，在不改變血液或正常組織酸鹼值的情況下，減低腫瘤的酸度就能有效減緩腫瘤的生長及其侵略性。

阻斷腫瘤的生長環境

韋恩州立大學醫學院（Wayne State University School of Medicine）的羅伯特・居里（Robert J Gillies）醫生與他的團隊發表了一篇論文：〈腫瘤微環境造成之酸質能驅動其局部入侵性〉。他們的實驗證實，替尚未接受治療的老鼠施用碳酸氫鈉後，腫瘤周遭的區域得到鹼化。研究者表示，重碳酸鹽提高了腫瘤的酸鹼值，同時抑制老鼠體內乳癌自發性的轉移，此外還會降低淋巴結受累的機率。

在種種抗癌的藥物中，重碳酸鹽已被證實有「提升人體抗瘤的能力」，這與近期所發表，將氧氣直接注射至腫瘤中以增進化療效用的研究相似。

這些研究結果都極其合理，腫瘤周圍的酸鹼值極低（強酸），侵入性很高，因此，當科學家們以口服碳酸氫鈉的方式將酸性中和了，惡性細胞入侵的行動就會被中斷──**光用小蘇打來改變酸鹼值，就能讓癌細胞休兵停戰！**

就像是地球上的植物或動物一樣，為了求生存，腫瘤細胞會試圖改變所處的環境。人體內的癌細胞是侵入性很強的物種，這就是為什麼西蒙奇尼醫師會說癌細胞是真菌──他說的沒錯，之後我們會花一些篇幅來討論這個部分，真菌感染越至晚期，通常也是癌症末期患者越受苦的時期。

不管我們認為癌細胞是什麼，有一點是無庸置疑的：腫瘤細胞代謝葡萄糖的速度很快，因而製造出許多的酸。腫瘤細胞喜歡浸泡在極酸、低氧的環境，但它周遭的鄰居都不喜歡，為了確保生存，腫瘤細胞會將周圍的環境變得適合自己，導致環繞在它四周的組織逐漸死亡。極酸的環境引發一連串的問題，讓健康組織大量腐死；一旦健康的細胞凋亡，癌細胞便會大肆擴展，入侵其他更多地方。

最近我收到一位醫生的來信：

我是在南美洲執業的醫生，我讓罹患第四期攝護腺癌的病人使用碳酸氫鈉，效果很驚人！這裡唯一能取得的碳酸氫鈉，是Arm & Hammer的小蘇打。

之所以選擇攝護腺癌第四期的病人，是因為除了雙側睪丸切除術，他們沒辦法再接受其他的手術治療──不管使用哪一種藥劑，這類病人都無法承受化學閹割，所以在我還未認識碳酸氫鈉的效用時，我會為他們進行手術切除。現在，我會讓他們在服用碳酸氫鈉前，先測量攝護腺特定抗原（PSA）的數值，之後則每月定期監測，如果病人負擔得起，我也會替他們進行一般的檢查，比如肛門指診、超音波、骨盆與脊椎的X光檢查，以及電腦斷層。

由於劑量專用的茶匙不常見，所以我都用一般的茶匙。我將一平匙的小蘇打放入水杯，再加一匙的蜂蜜讓味道好些，就這樣讓病人每天喝兩次。

過去兩年，我自己也試著這樣服用，原本只是想看看有沒有什麼預防效果，沒想到我的僵直性脊椎炎竟然因此好了──我一直深受背痛之苦，而且完全沒有預料到小蘇打能帶來這樣的效果！最近我有機會拿到製成三百毫克藥片的碳酸氫鈉，由於比較方便取用，就用它取代小蘇打水，這樣同樣有效嗎？之前喝小蘇打水幾分鐘後我就會打嗝，像是喝了碳酸飲料一樣，但這種藥片就不會了。

有施用碳酸氫鈉的病人，幾乎所有人的攝護腺特定抗原數值都回復到正常，只有少數稍微超過十。有一個病人之前的數值是二九七，在服用碳酸氫鈉六個月後數值降到十一·一。我希望再一個月，他就能恢復正常。

真誠的MNF

亞歷桑那大學癌症中心的成員馬克·佩格爾（Mark Pagel）醫生，得到了國家衛生研究院兩百萬美元的經費，研究小蘇打療法治療乳癌的效用。

「我主要是做在實驗室環境底下的臨床前期研究。我的研究焦點在於使用無侵略性的核磁共振造影測量腫瘤性酸中毒時，如何讓實驗方法能夠更精確，其中一個操作方式，就是在施用小蘇打療法之後，監測腫瘤與正常組織的酸鹼值變化。不過，也有其他的應用方法，舉例來說，腫瘤性酸中毒會出現抵抗化療的反應，對普通抗癌藥物如艾黴素（doxorubicin）、汰癌勝（paclitaxel）產生抗藥性。因此，我們可以視病患腫瘤的酸度，來決定適合的化療方式，也就是『客製化的藥物』。」佩格爾醫生說：「再者，有一些數據顯示，酸鹼度屬於中性的腫瘤，對於小蘇打療法沒有反應──這是有可能的，既然腫瘤不是酸性的，就不需要小蘇打的中和作用（但這部分還需要進一步的證實）。因此，病人的腫瘤如果是中性的，對小蘇打會沒有反應，還可能讓正常組織因為浸泡在小蘇打裡太久而產生損害，這是我們所不能接受的！為了避免正常組織過度被鹼化，我們更有理由去發展無侵略性的造影方法，以監測全身的酸鹼值。」

讓人體系統運作順暢

使用重碳酸鹽的主因，不單單是在控制或減低腫瘤的酸鹼值，若一個人的體質過酸、缺乏重碳酸鹽，一旦將其補足，全身的系統，包括免疫力，都會運作得比較好，這將有助於癌症的治療。

每個人體內的重碳酸鹽濃度都會隨著年齡的增長而減低，你很難找到一位癌症患者是沒有全身性重碳酸鹽缺乏的問題，不管其腫瘤的酸鹼數值如何──所謂鹼性的腫瘤是十分罕見的，因為癌細胞的呼吸作用會創造出酸性的環境。

能夠在急診室緊急救回人命的小蘇打，同樣也是癌症治療中最重要、安全的用藥選擇。這已是很明顯的事實，但我從未主張在治療中只

單獨使用它，必須要有一整套完整的癌症醫療計畫，才能支持重碳酸鹽在體內發揮效能。視小蘇打或任何其他藥物是唯一的治癌處方，是錯誤與危險的，將它當作主要配方並搭配其他抗癌用藥或方法，才是明智的做法。

小蘇打可說是治療癌症的第一線「藥物」，你可以飲用小蘇打水（特別是水中同時含有高劑量的鎂），或採用穿透肌膚的藥浴等等方式，而且不必是醫生便能運用——從事任何療癒工作的助人者及每一位父母，都需要了解碳酸氫鈉的使用方法。

事實上，所有退化性的疾病，包括癌症、心臟疾病、關節炎、骨質疏鬆、腎臟、膽結石與蛀牙，都是與體內過多的酸性有關。

身體處在酸性的環境下，會讓具侵略性的惡性細胞變得更有攻擊性。一旦身體提供了這樣的條件，癌細胞便會繁殖得又快又強大。

只有碳酸氫鈉能夠快速奪回被癌細胞占據的地盤，摧毀對它們有利的生長條件——小蘇打（碳酸氫鈉）能取代危險的化療與放療，甚至手術，藉由酸鹼環境的快速改變，讓癌細胞無立足之地。

立即產生作用

就癌症的治療而言，碳酸氫鈉是非常安全、便宜又有效的方式。碳酸氫鈉是腫瘤的殺手，用極濃的鹼度來對付癌細胞，好讓更多的氧氣能夠進入，而癌細胞是無法承受過高的含氧量的。因此，我們可以說碳酸氫鈉是腫瘤的殺手。

每位癌症患者都應該要知道，口服碳酸氫鈉能夠讓身體快速轉為鹼性，它的效用強到運動選手們都能察覺，自己的呼吸因此而有所不同了，越多的氧（以及之後的二氧化碳）流經整個身體，就有越多的酸被中和掉——對於那些因劇烈運動而呼吸吃力的運動員來說，這樣的差別非常驚人。

重碳酸鹽的作用是立即的，用它來治療癌症的療程大約兩個禮拜，結束後可以重複再做。

可以說，使用重碳酸鹽並搭配其他同樣安全的藥物，是天然化學療法的重要基礎。

碳酸氫鈉的效用是基於普通的生物化學作用，具有吸附重金屬、二噁英與鯆的特性。只要將同一個人身上的癌細胞組織和健康組織做比較，就會發現前者有較高濃度的有毒物質，如化學藥物和殺蟲劑。

還能提早發現癌症

關於重碳酸鹽的效用，有許多部分是常規腫瘤科醫師可以多去了解的。

已有研究指出，重碳酸鹽可以被用在癌症初期的診斷上。我們知道重碳酸鹽進入胃中溶於水後會馬上變成二氧化碳，卻鮮少有人知道，癌症組織也會讓重碳酸鹽轉換成二氧化碳，英國癌症研究機構的團隊在幾年前發現，<u>透過核磁共振，能夠追蹤重碳酸鹽的變化，因此可以在很早期的時候就發現癌症。</u>

所有癌症的酸鹼值都是低的，這意思是，相較於周圍的組織，它們偏酸性。

研究者在老鼠身上進行實驗，他們將核磁共振的敏感度調高到超

過兩萬倍，以此追蹤腫瘤內被標記的重碳酸鹽轉換成二氧化碳的量——越趨酸性的腫瘤，就有越多的重碳酸鹽被轉換成二氧化碳。

　　劍橋大學「英國劍橋研究機構」的癌症中心主要研究員凱文・博因德（Kevin Brindle）教授說道：「這樣的技術可以作為高敏感度早期警示系統，用來偵測癌症的徵兆。透過身體本身的酸鹼值平衡作用，我們得以發現這種可以較安全測量病人體內酸鹼值的方式，核磁共振能夠顯示出癌症內不正常的酸鹼值，它可能也可以指出疾病的位置，及治療何時開始生效。」

Chapter 11

最好的抗真菌劑

　　碳酸氫鈉是天然、安全的抗真菌劑，當它與碘結合時，可對治全部的微生物有機體。多年前，我在夏威夷治療過一個人，他的腸道受到嚴重的念珠菌感染，這種情況有時候會被診斷為腸癌，我讓這名病患每天將一杯碳酸氫鈉倒入一公升的水中，作為每日的灌腸液。

　　重碳酸鹽是絕佳的抗真菌劑，「就連精神病院的病患們也都得到抗真菌療法的幫助，而其他難解的免疫系統疾病，如多發性硬化症、類風濕性關節炎與紅斑性狼瘡等，當我們將焦點放在降低酵母菌與免疫壓力時，病人的反應都呈現出良好狀態。在許多過敏性的疾患中，從典型的花粉過敏到慢性延遲性食物過敏及石化過敏，病患在接受抗酵母菌療法之後，狀況都獲得了改善。」艾默‧奎騰（Elmer M. Cranton）醫師說道。

　　為什麼這會如此重要？因為有些人認為，癌症是源於真菌感染，或者依據實際上的臨床狀況指出，癌末患者通常會出現跟真菌有關的末期感染症狀，需要用抗真菌藥物來治療。無論是否認同這樣的看法，我

們都有充分的理由相信，當癌症患者的真菌感染被成功醫治後，他們的病情也會獲得改善。

在農業與園藝產業中，碳酸氫鈉抗真菌的性質已常被用來解決農作物與植物會有的真菌問題，包括許多破壞力極強的病蟲害，如炭疽病、白粉病、黑斑作物，它能讓作物在貯藏過程中不被真菌侵襲。

真菌、癌症與小蘇打

傳統抗真菌藥物治療腫瘤的效果不彰，是因為紮實的菌落只有表面的部分受到藥性攻擊，而在患者首次服藥後，它們便能產生抗藥性。**受到真菌感染的實質固態瘤很難治療，它們的防禦能力很強，對於成藥也很快就會產生抗藥性**，畢竟，真菌喜歡啃噬岩石，連「汞」這種重金屬都不過是它們的早午餐，因此，你需要更強的火力──使用碳酸氫鈉與碘，對它們展開精準、全面的進攻。

真菌感染導致癌症？

關於癌症，多年來大部分的人一直被灌輸錯誤的訊息，我們認為是DNA鏈失去自制力，才創造出一群愛殺戮的細胞；你如果告訴某人說，癌症是由酵母菌或真菌感染所造成，很可能會被當作瘋子，但有一位重要的美國科學家表示，一般認為是由於基因突變造成的癌症，事實上是人體受到病毒、細菌、酵母菌、黴菌與真菌寄生蟲感染所致。「保守估計有十五至二十％的癌症是由感染所引起的，這個比例還可能再多些，甚至是兩倍。」安德魯‧黛安柏格（Andrew Dannenberg）在二〇〇七年十二月美國癌症研究協會國際年會上這樣說道，他是紐約長老會醫院的癌症治療中心／威爾康諾爾醫學中心的總監。

我們知道肝癌通常是由慢性B與C型肝炎所造成；人類乳突病毒則與子宮頸癌、咽喉癌與口腔癌（口咽癌）有關；惡性腺瘤（胃癌的一種）以及黏膜相關淋巴癌，與幽門螺旋桿菌有關；膀胱癌與長期受到血吸蟲寄生有關……。現在，我們需要了解的是，究竟有多少發炎症狀是由感染所引起，最終導致癌症的發生。

無副作用的抗真菌劑——小蘇打

抗真菌劑的作用是能分辨哺乳類動物與真菌細胞的不同之處，因此能殺死真菌生物，而不讓宿主受到傷害。與細菌不同的是，真菌與人體細胞都是屬於真核生物，兩者在分子層面上非常相近，這意味著：要找到真菌的弱點並加以消滅，人體細胞往往也會成為攻擊的目標，一旦展開攻擊撲殺真菌，其寄生的人體細胞也會一併遭殃。正因為如此，許多常用藥物都帶有副作用，有些甚至會嚴重到危及生命。

「就我的意見來看，若要對付真菌，沒有什麼藥方會比碳酸氫鈉有效。現在市面上所販賣的抗真菌劑，事實上並沒有辦法全面殺菌（除非是早期施用的azoli類藥物，或是非口服的兩性黴素B），因為它們的作用僅限於上皮細胞。為了對腫瘤展開致命的攻擊，必須讓碳酸氫鈉直接接觸受損的組織，例如透過在動脈裡放入各式傳統內視鏡檢查用的特殊導管（人工血管）的方式，我們甚至還可以把碳酸氫鈉用在灌腸、點滴注射、沖洗劑，以及浸潤在腫瘤生長的地方。」

西蒙奇尼醫生又說：「要知道，菌類對鹽水與電鹼液極度敏感，而這些溶液有極強的擴散力，能觸及所有菌絲體生長之處，即便是最細小的菌體也逃不過。鹽與重碳酸鹽會讓局部區塊變得無機化，任何可以被菌類拿來當作食物的有機體，就算非常細微，都會被它們消除。在這樣的情況之下，常被用來治療孩童口腔念珠菌的碳酸氫鈉，

就變成是簡單方便、又容易使用的武器，可以用來根除、抑制或是削弱任何腫瘤的形成。」

「細菌、酵母菌／真菌與黴菌不是人體癌化現象形成的原因，而是結果，這些菌類證實了細胞與組織產生生物性的轉換，從健康變成不健全的狀態。」楊格醫師敏銳的觀察到，「身體過度酸化會導致慢性酵母菌、真菌感染，最終引發細胞組織的癌化。人體內的真菌感染是嚴重的健康問題，它可以是致命的狀況。」

小蘇打改善陰道炎

碳酸氫鈉能夠提升局部的酸鹼值，人們也用它來治療女性的陰道炎，緩解症狀所引發的不適。

黴菌陰道炎是女性最常見的陰道疾病之一，它的發病率很高，卻很難被根治，在美國，有超過七十五％的女性一生中至少罹患過一次黴菌陰道炎，大約有五％的成年女性深受重複感染之苦，很難找到治癒的方式，這些陰道疾病的主要臨床症狀，包括外陰搔癢、陰道疼痛、白帶分泌、性交疼痛與排尿疼痛，會嚴重影響女性的健康與生活品質。

癌症與食物有關，但只跟受到真菌汙染的食物，以及真菌所製造出的黴菌毒素有關。

——康斯坦汀（Costantini）醫生

抗生素提高罹癌風險

抗生素提高了乳癌及其他癌症的嚴重度與發生率，這項研究結果部分出於底下的事實：大部分我們所使用的抗生素就是源自於真菌——他們是真菌的衍生物，或說是黴菌毒素。還記得我們是如何從青黴菌中

培養出青黴素（盤尼西林）的嗎？又或者，我們是如何從啤酒的酵母菌中得到乙醇（酒精）？還有釀酒酵母？與五十多種的癌症有關的酒精，就是一種黴菌毒素。

康斯坦汀醫生表示，人的一生中若有累計兩個月（或以上）使用抗生素，罹患淋巴瘤的機率會增加四十％，「可以確定的是，醫生不會認為盤尼西林具有這樣的危險性，因為有數十億的人在使用抗生素。然而，黴菌毒素的確會致癌。」

癌症細胞與真菌都能在無氧的情況下進行養分代謝，這兩者都需要糖才能存活，對於抗真菌藥物也都會起反應。「黴菌毒素是毒性極強的物質，這就是為什麼居住在黴菌遍布之處的人會不停地生病，主要是上呼吸道感染、嗜睡症、常常頭痛、感覺噁心，以及覺得整個人就是不對勁──長時間生活在這樣的空間，會導致癌症的發生。」

讓真菌和癌細胞發展的現代生活

讓情況更加惡化的還有過量的毒素及汙染物、殘害免疫系統的高壓生活方式、品質低劣的農藥、垃圾食物、受幅照後基因改造的病原體、電磁壓力、光害，以及其他所有這兩百年內才出現的東西……，這些都會削弱我們的免疫系統，讓體內環境產生改變，成為有助於癌細胞與真菌發展的地方。

注意！
當人體某個部分的免疫系統受到抑制（比方說受到重金屬汙染、農藥、強烈情緒衝擊，以及使用抗生素等），因而沒有辦法殺死真菌時，真菌就會輕易地在那個地方滋長。

當人體某個部位的免疫系統受到抑制（比方說受到重金屬汙染、農藥、強烈情緒衝擊，以及使用抗生素等），因而沒有辦法殺死真菌時，真菌就會輕易地在那個地方滋長；相反的，當免疫系統十分健全

時，真菌就無法在人體內存活（免疫系統中負責攻擊真菌的主要是由中性粒細胞）。

米爾頓・懷特（Milton White）醫師認為癌症是一種慢性感染、由真菌引起的疾病，他在研究的癌症組織樣本裡都發現了真菌孢的蹤跡。**白色念珠菌（一種慢性念珠菌病）通常是因使用藥物所引起——特別是抗生素、不良飲食習慣、免疫力低下，以及因為填補牙齒的汞合金物而出現的重金屬汙染。**汞能促進念珠菌的生長，因為念珠菌會吸收汞。

> 有兩項研究指出，暴露在汞之下與急性白血病的關係，國際癌症研究機構與美國環境保護單位根據現有的人體與動物數據資料，已將甲基汞歸類在可能的人體致癌物之中。
>
> ——國際科學學院

根據國際知名醫學研究者大村惠昭（Yoshiaki Omura）醫師的觀察，所有癌細胞裡面都存有汞。支持這個想法的漢斯・諾特（Hans Nolte）醫師說道：「汞的波譜有十三種以上的波長，而我們觀察到的其他重金屬或貴金屬，通常只有一或二種頻率或波長。」大村惠昭的臨床觀察結果是，癌症復發最主要的原因之一在於，手術之後殘留的汞仍會造成體內環境的再度惡化，化療、放療與另類療法也都顯示出相同的結果。

真菌與癌症要合併治療

根據《家庭醫學百科》的資料顯示，一九六三年時有一半的美國人受到不明的全身性真菌感染，而在今日，因為大量使用抗生素、荷爾蒙替代療法、避孕藥的關係，有更多人有真菌感染的問題。

> 在執業期間，我注意到有症狀不明顯的病毒、細菌、酵母菌／真菌感染問題的病患，體內都有累積重金屬。值得注意的是，這些慢性感染與有毒金屬的結合是如此頑強，連螯合劑都沒有辦法清除它們。
>
> ——泰德・艾德華（Ted Edwards）醫師

東墨爾本的彼得麥克蓋洛姆癌症中心發表了癌症病患因真菌感染在加護病房身亡的種種案例，抗生素在一個週期施用完成後，念珠菌／酵母菌／真菌會開始過度生長並容易致命。一般認為，癌症是由一群失序的細胞所組成的惡性腫瘤，那些細胞能夠無限制的生長；不受控制的細胞群會在局部擴張，以及／或轉移（具破壞性的擴散）至其他組織器官。很明顯的，它也可以被視為是一個酵母菌或真菌菌落，而位在其中的正常細胞失去了複製生長的控制權。

日本的竹內（H. Takeuchi）醫師等人分析了二十個泌尿道真菌感染的案例，其中白色念珠菌是最常見的，光滑球擬酵母與熱帶念珠菌也同樣常見，而造成真菌感染的主要因素，則包括抗生素、留置導管與阻塞性尿路疾病。在這二十個案例中，有五個在排除誘發因素後便得到治癒，其餘的十五個病例在施用碳酸氫鈉、5－氟胞嘧啶與／或用兩性黴素B沖洗後，狀況得到緩解，但雙側腎球擬酵母的案例惡化為腎衰竭，另有四例死於原發疾病。

患有癌症的孩童常常會被送到小兒科加護病房，那裡的資源設備齊全，許多孩子都能從白血病中康復。這樣的重症照護也用在許多不治之症，使用到的醫療資源就包括了碳酸氫鈉——碳酸氫鈉是加護病房必備的藥品，能用來緩解急症，提升生命的品質。

實際上，所有的器官都可能受到癌症或癌症治療法的影響，可能

造成的併發症包括感染、血液出現狀況，以及電解質／代謝功能受到干擾，而重症照護可以讓失能的器官回復正常（心血管、呼吸、腎臟、腸胃道與神經方面）。針對罹癌孩童所提供的重症照護有其價值所在，就長期的觀察來看，孩童的死亡率因此降低，生活品質也得到了改善。我們為這些孩子做的一些事情，有助於提高他們存活率。

> 　　米諾夫・克塞士（Meinolf Karthaus, MD）在一九九九年時親眼目睹三位患有白血病的孩子，在接受三回合的針對「續發性」真菌感染的抗真菌雞尾酒藥物後，白血病的症狀忽然得到緩解。

　　羅伯托・史帕尼克（Roberto Sapolnik）醫生指出，白血病的孩童常常會出現生命危急的情況，所幸加護病房醫護人員與腫瘤科醫師間的互動、合作，為這些孩子的生命找到了出路。「全世界一歲至十五歲孩子的第二大死因即是腫瘤（第一大死因是與意外相關的重大傷害），罹患癌症的孩童中，白血病是最常見的，其次依序是腦瘤、淋巴癌、肉瘤與外層胚腫瘤。

　　近二十年來，癌症治療已有大幅的進展，特別是化療新藥的問世，以及放療、骨髓移植的技術，但這些新治療法都會產生許多嚴重的副作用，所有的器官功能幾乎都會被抑制。癌症本身會造成臨床上即刻嚴重的併發症，例如自發性腫瘤溶解症候群（癌細胞快速分解造成高尿酸、高血鉀、高血磷和低血鈣等代謝異常）或腫瘤壓迫，造成腎功能不全或腸阻塞。患有癌症的孩童需要小兒科加護病房的照護，而且由於那裡的資源設備，許多孩子都能夠走過疾病的急性期。」

　　加護病房內有一些事情沒有被人們所理解，那裡的醫護人員或許

是在不知不覺的情況下，把威脅到孩童生命的那些酵母菌、真菌與黴菌（癌症）全數消滅——如果白血病最後被證實是白血球受到真菌感染而造成的，這一切或許就得到了解釋。

可怕的黴菌毒素

在百萬種的菌類中，只有四百種左右的菌類會產生讓人體致病的黴菌毒素，其中又只有一種常出現在我們的食物中，它就是由黃麴菌所產生的黃麴毒素——常常在玉米、花生和其他作物中被檢測出來。一項發表在二〇〇二年 月《美國醫學學會期刊》的研究指出：基本上，所有的玉米、大部分的花生與穀物都有黴菌毒素的問題。

有許多食物會造成攝護腺癌的發生，這些食物的共同點很少，唯一的例外就是——在受真菌汙染食物的名單上，它們都名列前茅。**最常見的致癌毒素是黃麴毒素，它具有強烈毒性，會讓人類正常的乳房細胞發生癌變。**將同一個人身上採樣下來的腫瘤組織與正常組織相比較，前者有較高的黃麴毒素結合物；在癌性組織中發現致癌的黃麴毒素，意味著它可能是造成乳癌的原因。

法國一項病例對照研究中，觀察一千一十位乳癌患者與一千九百五十位無惡性疾病的對照組成員，發現乳癌的發生與增加食用黴菌發酵之乳酪的次數有關。

大衛・侯藍（David Holland）醫師說：「雖然黃麴毒素已經是地球上最能致癌的物質，但就對人體產生的毒性與傷害而言，另一種名叫赭麴毒素的威力，則是它的十倍以上。美國農業部目前沒有針對赭麴毒素進行檢測，其他國家有針對十五種最具毒性的黴菌毒素進行審查，包括玉米赤黴烯酮、伏馬鐮孢毒素，以及上述的赭麴毒素。雖然

黴菌毒素常見於許多食品中，但美國農業部現在並未針對這部分訂定法規限量標準，由黴菌產生的玉米赤黴烯酮有類似雌激素的特性，會讓人體的荷爾蒙系統大亂，這在北美地區非常常見。」

雖然經由烹煮能夠消滅真菌，但當中的黴菌毒素卻可以在高溫底下存活。黴菌毒素普遍存在於穀物、牛奶之中，而人類用這些東西餵養牲畜之後又食用牠們！當我們吃進這些穀物、肉類、水果與加工食品時，就是在吃這些真菌；此外，我們還把它們做成了藥劑，甚至吸進了充滿真菌的空氣。

> **注意！**
>
> 黴菌毒素普遍存在於穀物、牛奶之中，人類用這些東西餵養牲畜之後又食用牠們。雖然經由烹煮能夠消滅真菌，但是當中的黴菌毒素卻可以在高溫底下存活。

真菌導致糖尿病？

唐·考夫曼（Doug A. Kaufman）與大衛·侯藍在他們的著作《感染性糖尿病》中提出一些令人折服的看法——真菌可能是造成糖尿病及其併發症，與其他免疫系統疾病的根本原因。有異於一般人所認為的糖尿病屬於基因疾病，作者認為，其實是我們吃進體內的食物含有細菌與毒素才引發了糖尿病。真菌感染在該觀點中被認為是主要致病因素，而不是繼發性的感染；然而，使用抗生素造成的真菌感染只是部分原因之一，該書描述的是另一個真相是：人們持續暴露在汞之中，以及嚴重的營養缺乏問題（特別是鎂）。

人們每天所吃的食物裡都含有真菌，我們最大的擔憂是，持續攝取被低量黴菌毒素汙染的食物，「以及那些致癌物（如黃麴毒素、黃麴黴菌的代謝物）」——花生、黃豆、穀物、樹薯常受到它的汙染，「小麥與玉米受其侵襲的機率更是頻繁」——長期下來，會對人體造

成哪些危害？沒有健全的免疫系統，我們便是置身於罹患種種感染性與慢性疾病的危險當中。真菌會入侵到我們所吃的食物之中，是因為人們賴以維生的穀物是碳水化合物的來源，那是它們的最愛。

真菌是一種寄生生物，會入侵到比它們還大的宿主身上，伺機改變人體的化學作用，以符合它們自身的需要。

<u>第一、第二型糖尿病與妊娠糖尿病，可能是由於某種真菌及其黴菌毒素侵入人體系統，並居住在我們體內，然後摧毀了身體降低血糖的功能——糖分是它們繁殖所需要的養分。</u>一旦胰腺 β 細胞被黴菌毒素摧毀，它就無法分泌胰島素（第一型糖尿病是由於胰島素不足所致），又或者胰腺 β 細胞仍可以分泌胰島素，但沒有辦法讓血糖降下來（第二型糖尿病），不管是哪種類型的糖尿病，血液中的糖分都會增多，讓真菌有生長繁殖的機會，進而影響其他器官，最後引發癌症，或者它本身就成了致命的癌症。

> 日本最近的一項研究指出，真菌產生的黴菌毒素能夠殺死胰臟內的 β 細胞，讓它們喪失功能。

考夫曼與侯藍不贊同醫界所提出的自身免疫系統理論，他們認為，第一型糖尿病極有可能是因為真菌悄悄地入侵人體，改變 β 細胞的運作，並關閉體內的免疫防禦系統，因而得以為所欲為，不斷攻擊 β 細胞，慢慢地瓦解它們，最終造成胰島素完全停止分泌。

康斯坦汀醫生是前任聯合國世界衛生組織協調中心黴菌毒素防治的負責人，他花了二十年的時間蒐集資料與數據，研究有關真菌及黴菌毒素在重大疾病中扮演的角色。他發現，有許多真菌會為胰臟帶來特定的毒性。

> 有許多被認為發生原因不明的疾病，其實是源自於我們
> 所吃的食物，有許多黴菌毒素存在於每日飲食之中。
>
> ──唐曼夫（M. J. Dumanov）教授

黃麴菌所產生的黴菌毒素──黃麴毒素B1，會抑制葡萄糖或簡單的糖類與糖原的分解。真菌及其所製造的黴菌毒素也會影響我們的基因編碼，在產生某些變化後造成許多主要癌症的發生，唐・考夫曼說：「改變一個細胞的DNA，等於改變細胞生存環境規則與條件，如此一來，當荷爾蒙與酵素需要細胞去執行某些功能時，細胞的回應就會不同──甚至完全不理會！基因改變的一個例子是，黃麴毒素B1會在DNA中造成一個斷裂，使得p53腫瘤抑制基因產生變化。某些特定基因的改變會造成細胞的生長失控，所以，同樣的黴菌毒素轉移並導致肝癌絕非偶然。」

> 就細胞的層面來看，真菌及其黴菌毒素會控制它們的宿
> 主，藉由破壞整個免疫系統，讓我們毫無招架之力。

玉米、小麥、花生、大麥與其他穀物中常會發現黃麴黴菌的毒素；青黴菌與黃麴黴菌會產生出「赭麴毒素」，它能造成細胞衰亡並耗盡我們體內的穀胱甘肽；**穀胱甘肽在人體內是中和毒性的重要物質，它與胰島素敏感度息息相關**──糖尿病患者基本上都會有穀胱甘肽含量偏低的情況。

製造尿酸

一九四九年，梅文恩・葛福斯（Mervyn Griffiths）發現尿酸會造成

糖尿病。為了研究需要，施用在實驗室老鼠身上讓牠們罹患糖尿病的，就是由尿酸氧化合成的四氧密啶，尿液中總是會出現尿素與尿酸以及微量的四氧密啶，四氧密啶是在尿酸氧化成為尿素的過程中產生的。根據實驗室的動物測試顯示，穀胱甘肽的含量若正常，尿酸或微量的四氧密啶不會造成糖尿病的發生。

釀酒酵母會產生尿酸，一九七六年有兩名死於糖尿病的孩童被人發現有受到隱球病菌的感染，之後便有人從事直接將隱球病菌注入胰動脈的研究，結果胰島出現細胞死亡現象。隱球病菌也會製造四氧密啶、尿酸的衍生物。

這些年來，有更進一步的研究指出，四氧密啶確實會對胰小島細胞造成損害。一九九〇年時，寇曼（Coleman）等人在老鼠的食物中添加十％的啤酒酵母，結果老鼠罹患了糖尿病；一九八〇年代時，人們發現尿酸代謝出另一種類似四氧密啶會導致糖尿病的物質，其中有些比四氧密啶更具殺傷力。

考夫曼與侯藍聲明，有許多菌類的品種會製造尿酸，之後變成四氧密啶；四氧密啶是由尿囊素與草酸所組成，經由動物實驗後證實，微量的四氧密啶就能導致糖尿病。他們在一項研究中指出，在老鼠身上施打四氧密啶，牠們胰臟內的 β 細胞數量會減少，胰島素的分泌跟著快速降低，而老鼠體內的膽固醇與三酸甘油脂含量會上升。

尿酸會造成糖尿病、心臟疾病，可能引起中風以及腎臟疾病，也會讓人出現痛風與腎結石。人們通常認為尿酸是腎臟出現問題的警示，但最近的研究清楚指出，尿酸在腎臟內會引發的反應，以及確定尿酸可能是造成腎臟疾病的原因。

以下所列出的，是我建議大家避免食用的食物，它們很可能含有真菌及黴菌毒素：

含酒精的飲料	小麥	高粱	玉米	大麥
花生	糖（蔗糖與甜菜）	黑麥	棉籽	硬質乳酪

葛因（Going）等人在乳癌患者的乳房組織內，發現鈣化組織之處出現了草酸鈣結晶，如果病患的痰液或肺部抽樣中出現草酸（草酸鈣結晶），代表肺部也受到黃麴菌的感染了。草酸是一種強烈的腐蝕劑，草酸鹽因具備清潔及漂白的特性而被廣泛使用，同時，它也是許多不同品種的真菌都會製造的黴菌毒素，有些真菌能夠產生數量極多的草酸，因此被當作化學商品大規模地生產。這些草酸鈣結晶跟乳癌組織中的草酸鈣是一樣的東西，乳房出現草酸鹽意味著真菌感染與乳癌的發展階段彼此是有牽連的——人體不會自行製造草酸，這樣的推論是合乎道理的。

> **注意！**
>
> 人們通常認為尿酸是腎臟出現問題的警示，但最近的研究清楚指出，尿酸在腎臟內會引發的反應，以及確定尿酸可能是造成腎臟疾病的原因。

地表最強殺手──真菌

一篇發表在《自然》的文章，提到人類或許會被不同的天然災害所擊潰，其中之一就是真菌群。

「雖然病毒與細菌是我們比較注意到的，但地球上最厲害的殺手其實是真菌。在所有被追蹤觀察的病原體中，真菌造成了七十％以上全球性與區域性的物種滅絕，現在它更威脅到兩棲動物、蝙蝠與蜜蜂的生存。

一八四〇年代愛爾蘭發生的馬鈴薯荒就是最好的例子，讓我們理解病原體強大的摧毀能力──馬鈴薯晚疫黴（類似真菌且常常與之群

聚的有機體）在愛爾蘭摧毀了四分之三產量的馬鈴薯，並且造成一百萬人的死亡。」研究者估計，世界上共有一百五十萬至五百萬種真菌，但人們確知的只有十萬種，自一九九五年起，在動植物身上發現新菌種感染的報導就已多了近十倍。

真菌是人類可怕的敵人，它在其生命週期中都是依賴其他生命體而活，為了要持續得到餵養，它們不停地剝削宿主，程度各有不同。**真菌是由菌絲發展而成，絲狀的樣貌讓它們更容易侵入到宿主體內；真菌的形狀則不一定，它可以順應環境來調整發展。**真菌透過自己的新陳代謝過程，可以有無數種變型，以對抗來自宿主的防禦機制，這些變型的進行是透過血漿與生化作用，以及那些被它攻擊後數量增生、體積肥大的細胞們。

大衛・侯藍醫師寫道：「真菌感染的危險不僅在於它極具傳染性，而是它會與白血病聯手威脅宿主的生命——每位腫瘤科醫師都知道這一點。一旦接受骨髓移植的孩子出現『續發性』真菌感染，就算用盡世上的抗真菌劑，他的存活率最多也只有二十％。」

唐・考夫曼則寫道：「我寫這篇文章的同一天，有位女士打電話到我在電臺的談話節目。她三歲的女兒去年診斷出白血病，她認為是抗真菌藥劑及自然的免疫系統療法救了女兒的命。

這位女士跟其他癌症患者講述了女兒的例子，她一位罹患骨癌的朋友聽了這件事之後，也跟醫生要求抗真菌的處方藥。令這位朋友感到高興的是，原本這個藥物是要治療真菌的，沒想到對癌症也很有效，她不敢把實情告訴醫生，只說是為了治療『酵母菌』感染，所以需要醫生開這個藥。當她不能再拿到這個抗真菌藥劑時，癌症馬上就復發了——她的醫生認為，抗真菌藥丸應該已治療好她的酵母菌感染了。然而，在我看來，這個藥有效的原因是，她真的有酵母菌感染問

> 一九五七年約翰・霍普金斯大學的醫學教科書《真菌疾病的臨床與免疫學觀點》裡面提到,許多真菌引起的狀況類似於癌症!
>
> ——唐・考夫曼

題,但不是用來開立治療陰道感染,骨頭內真菌感染的症狀其實是類似骨癌的。」

引發癌症的菌種

密西根大學的癌症中心宣稱,目前化學治療所對治的目標是錯誤

人類細胞

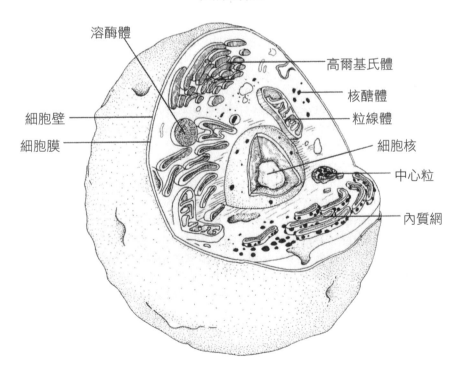

的。美國安娜堡的研究者發現，**不是所有在腫瘤內的細胞都是惡性的，只有少量的腫瘤內細胞能夠引發新的癌症**，其餘的細胞是無害的。「這些腫瘤誘導細胞有許多幹細胞的特質，」這項研究的主導者、內科教授麥可・克拉克（Michael F. Clarke）說道：「它們會自行複製（這是一種稱之為『自我更新』的過程），並在原發腫瘤中製造所有其他類型的細胞。」

根據梅約診所的看法，癌症是指任何一種不正常細胞繁殖所造成的疾病，這些細胞不受控制地自行分裂，具有滲透能力，能夠摧毀正常的身體組織。

這樣的描述是基於事實，而不是根據任何理論，我們是在逐項檢查細胞慣常發展方式後才開始建立一些理論，認為癌症是起因於人體DNA受到損害（突變）。

我們的DNA好比是細胞的指揮系統，告訴細胞們該如何生長與分裂。正常的細胞發生突變通常是在它自身的DNA中，但它們其實有能力去修復大部分的突變，就算做不到，通常也會自行消亡。然而，當某些突變無法被修復，導致細胞無限制的增長並變成癌性的……，這樣繼續下去。根據以上的定義，我們完全可以更正原本的說法，變成：對人類而言，**酵母菌與真菌就是失常的細胞，它們不受控制地自行分裂，具有滲透能力，能夠摧毀正常的身體組織。**

> 癌症是一種生物誘導性孢子（真菌）轉型之疾病。
>
> ——米爾頓・懷特醫師

二〇一二年十二月有一項新的研究發表在《自然》期刊，解釋了為什麼幾乎所有新一代針對個人「量身打造」的癌症藥物，都無法有效

治療癌症，並同時指出，這些單單基於遺傳基因所研發的藥物，將永遠無法在醫學界獲得最後勝利。

科學家發現，儘管是相同的基因突變，但是大腸癌的癌細胞卻表現得像是基因局外人；這個發現挑戰了目前流行醫學的觀點，一般認為，是基因決定了實質固態瘤中個體細胞的行為，包括它們對化療的反應，以及要如何大量繁殖，但這項研究指出，DNA不是腫瘤表現的唯一影響因素。

「我們的數據指出，有其他的生物特性在其間影響著。如果要去觀察哪一種治療才會有效，腫瘤的基因定序並非唯一所要考慮的。我們的研究是提出質疑，因為現今所有的資源都投給了定序、定序，最後還是定序！」約翰・迪克（John Dick）是多倫多瑪格麗特公主癌症研究中心的分子遺傳學家，他也是該項研究的負責人。「那將導致我們只有一種治療可以選擇──分子導入藥物，只是，它並沒有帶來所承諾的療效。」

> 對於癌症微生物可能有超過一種以上的形式，這點讓醫生與微生物學家們坐立難安。事實上，有關癌症細胞的描述是類似病毒與真菌，以及黴漿菌。
> ──艾倫・肯威爾（Alan Cantwell）醫生，《癌症微生物》

「某些案例中，真菌的攻擊力道是如此之強，僅由三個單位組成的分子環，就能讓它們緊抓、捕獲獵物，無論對方如何死命掙扎，它們還是能在短時間內將之殺害。真菌是我們所知最厲害、最有組織的微生物，它也是造成腫瘤生長的必然因素。」西蒙奇尼醫生說：「白色念珠菌更是危險！」

> 真菌屬於異營性生物，意思是說，它們會分泌消化酶，然後將之後生長出的任何可溶性營養物質都再吸收進來。

汞是真菌的最愛

鄧迪大學（University of Dundee）的生命科學家們進行了一項研究，揭露出真菌能與金屬、礦物質相互影響的驚人能力。

生命科學學院的傑佛里・蓋德（Geoffrey Gadd）教授帶領這項研究，發現**真菌的口味與眾不同，它們偏好岩石與重金屬——環境科學界的人已經研究證實，真菌具有啃食堅固物體的能力，並從中吸取如汞、鈾等重金屬。**

真菌無所不在，再怎麼嚴峻的環境都可以發現它們的蹤跡，包括炎熱的沙漠、寒冷的極地、海邊與岩群中。

「真菌與重金屬的交相作用會對人類活動產生嚴重的影響，而我們常忽略真菌能讓岩石退化的能力——包括建築材料。」蓋德教授說：「儘管如此，真菌在改變環境當中扮演的媒介角色，我們尚未能夠全盤了解。」

在有關野生動植物的研究中，已經證實了真菌與汞的積累有著密切關係。

亞歷桑那州立大學的醫學科學家指出，抗生素的使用會造成腸道菌群的改變（因而抑制老鼠排汞的能力）。過度使用口服抗生素——這是罹患自閉症孩童的藥物治療方式，可能會造成他們體內排洩汞的功能降低；使用抗生素，如四環素，會在短短幾天中就造成結腸內的酵母菌大量增生，過度使用抗生素會讓念珠菌症更形惡化，因為它同時會將好菌殺光，也會降低人體排泄重金屬的能力，而重金屬是酵母菌等微生物的食物來源。

注意！

過度使用抗生素會讓念珠菌症更形惡化，因為它同時會將好菌殺光，也會降低人體排泄重金屬的能力，而重金屬是酵母菌等微生物的食物來源。

艾默・奎騰醫師說道：「酵母菌增生有一部分的原因是醫源性的（醫師所造成的），它的發生是因為抗生素與可體松（治關節炎、過敏等）使用的原故。飲食中攝取過多糖類也會促使酵母菌增生，而在工業化國家中普遍常見的精緻飲食，不但會讓酵母菌增生，也會讓人體缺乏免疫系統所需的維生素與礦物質。此外，化學染色劑、調味料、防腐劑、鎮定劑及乳化劑等物的添加使用，都會為人體的免疫系統帶來壓力。」

Part3

小蘇打療法施用訣竅

Chapter 12

讓身體最省力的噴霧療法

對於病情嚴重的人，甚至是有肺部疾病的動物，用藥時採取噴霧的方式，有時會比口服來得好，因為忙於作戰的身體不需要再費力指揮胃部分解藥物，再透過血液輸送至肺部。

絕佳的藥物輸送方式

使用噴霧，能夠直接將藥物送到肺部組織，肺與支氣管細胞很輕易地就能將藥物吸收進去。謝倫伯格（Shallenberger）醫生說道：「霧化器能夠將液體轉變為極小的泡泡，那泡泡小到需要用顯微鏡才能看得到，也因此當它們透過霧化器被噴出時，你只會看到像煙一般的東西，這就是霧化器神奇的地方。這些泡泡非常細微，因此我們可以將之吸進入肺部最深的地方而不會有任何不舒服。這種用藥方式對氣喘患者非常好，他們需要擴張他們的肺。」

然而，只有少數的執業醫生會考量到霧化器對全身的效應，我們

常常聽到病人抱怨說，使用霧化器服藥，跟在醫院接受相同藥物但以靜脈注射方式給藥一樣，都會出現很糟的副作用——這其實表示藥物不僅僅只到肺部，也直接被送到血液，然後抵達全身。充分理解這一點很重要，因為這代表噴霧療法是一個絕佳的輸送方式，對某些特定族群，如嬰兒、孩童、重症患者，以及所有希望在家中自我照顧或照顧所愛的人而言，它是很好的一種給藥方式——這就是謝倫伯格醫生在想的：「為什麼不使用霧化器這樣的給藥方式，讓藥物不僅只到肺部，也同時送達全身？」

好處多多

霧化器的強項在於它可以將藥物與水分直接送到氣管分支；不同於其他治療方式，當呼吸道分泌物過多時，霧化療法同樣能發揮療效。使用這種方式，能讓抗菌劑直接對附著於支氣管上的生物產生作用。

• 噴霧療法能讓分泌物與痰液稀薄化，使肺內的分泌物容易被排出。
• 噴霧療法能減緩咳嗽的強度與次數。
• 噴霧療法讓氣管暢通、呼吸孔保持溼度與健康。
• 噴霧療法讓進入肺部的空氣是保有水分的。
• 噴霧療法讓鼻道、口腔與喉嚨保持濕潤。

對年幼的孩子、無法使用定量噴霧劑者及嚴重的氣喘病患來說，霧化器是很好的用品。

待藥物用完後（一到一五分鐘），症狀就會得到消除或暫停六到八個小時不等。即便是嬰兒也能吸入霧氣，噴霧治療很快就得到小兒科醫師的許可，取代抗生素過度用藥的方式。

搭配經皮輸藥更優

讓藥物變成霧化粒子的工具有許多種，包括噴射式霧化器、超聲波霧化器、定量噴霧劑及乾粉吸入器，這些粒子能夠進入到較上端與較低處的呼吸道，迅速被血液吸收。霧化的藥劑有許多優點，包括能夠很快發揮作用，引起全身性不良反應的機率也很低。

透過霧化的方式給藥，不僅不會讓病患覺得不適，而且帶來更多的便利性——研究指出，你用哪一種用具都可以，只要使用方法正確，那些工具都是有效的。霧化器噴霧的時間每一次約十、二十或三十分鐘，若要有最好的療效，一天需要做到五次。

使用霧化器能讓藥效直抵肺部，但如果能搭配將藥物準確送達到傷病處的經皮輸藥方式，效果會更好。經皮輸藥已廣泛被使用，它能讓藥物直接經由皮膚吸收，而在這裡，我們是將肺部視作內部的肌膚，透過這樣的使用方式，藥物不需要到胃與肝，而是直抵身體所需之處，這意味著有比例非常高的藥效能直接提供給目標組織。

俄亥俄州立大學醫學中心的藥劑師、呼吸治療師與肺臟學家都提倡所謂「適應症範圍外」使用的噴霧療法；在居家護理的領域裡，這種療法的使用率正快速增高中，遲早會有新的研究及實證經驗可以提供更多資訊，清楚解釋為什麼對許多棘手病症來說，鎂與其他像是碳酸氫鈉、碘、過氧化氫與穀胱甘肽等藥劑，可以直接施用在肺部的原因。

> **注意！**
> 使用霧化器能讓藥效直抵肺部，但搭配將藥物準確送達到傷病處的經皮輸藥方式更好。

噴霧療法七步驟

霧化器是讓患者吸入由藥水所分解的非常細微粒子，其最基本的

目的，是讓藥物能以更快、更有效的方式被人體吸收。以下簡單說明一下用法：

⑴將藥水裝入用具所附的杯中。這些裝置都只能使用液體的藥物，請需要使用的時候再將藥水加入，不要提早準備。如果醫生開給你的霧化用處方超過一種藥物，請務必先跟醫生確認它們是可以混合使用，或是需要分開進行。
⑵藥水放入杯中後，緊閉杯蓋，然後連接導管與空氣壓縮器。
⑶將空氣壓縮器轉開，當壓縮的空氣抵達霧化杯時，藥物就會被蒸發成霧狀。
⑷經由吸口或口罩，患者將霧氣吸入，要深呼吸，將霧氣深深吸入。
⑸常常輕拍杯身，確保藥物平均分散。等到完全使用完後才移動面罩，噴霧進行的時間約十至二十分鐘，視所用藥物而定。
⑹打開排氣唧筒，會有霧氣從吸口中發出，用嘴含著吸口緩慢呼吸。
⑺吸滿氣之後憋氣，從二數到四，好讓霧氣進入肺部，如果你是要治療感冒或鼻竇問題，可以改由鼻子呼吸。

　　關於噴霧療法，大部分已發表的研究是針對標準狀況的用法，比如說氣喘，但這種方式也可以用來治療肺癌、肺炎、結核病、流感、化學中毒，以及實際上需要用到藥物治療的任何疾病。
　　對小兒科醫生與父母來說，霧化器是上天給的禮物，因為小嬰兒無法吞嚥藥丸，而我們又不希望每天都讓他們插著一支針。**經皮輸藥對小兒科來說是受益最多的，因為這種方式可以讓患者透過泡澡與呼吸，將藥物吸收入體內**（作者是將霧化器歸為是經皮輸藥底下的一種應用方法，是以此處會講到泡澡與呼吸）。

霧化的小蘇打

　　支氣管的分泌物在支氣管哮喘發作期間會呈現酸性，酸質會將病症傳送給分泌物；此外，神經氨酸的含量也會提高，這部分可能與病症有關。因此，使用碳酸氫鈉的噴霧療法會是最佳的選擇，因為它可以快速改變酸鹼值。

　　西蒙奇尼醫生建議，使用重碳酸鹽霧化療法來治療肺腺癌與支氣管腺癌，方法是將一大匙的碳酸氫鈉放入半公升的水中，然後用快速吸入器吸入半小時；在靜脈注射暫停的期間，以做六天休息六天的方式來進行。

　　此外，急救醫學專家路易斯・尼爾森（Lewis Nelson）則說道：「霧化碳酸氫鈉已被證實，能為暴露在氯氣中的病人緩解其症狀的不適；此外，它對其他會釋放出酸的刺激性氣體也可能有效。透過這個中和的作用，酸性物質所帶來的損害就比較有限。但是，霧化碳酸氫鈉的濃度要低於二％（也就是將標準八％的碳酸氫鈉用四比一的比例稀釋）。」

Chapter 13

口服小蘇打最易上手

以碳酸氫鈉治療主要有三種不同的用藥方式：口服、靜脈注射與經皮輸藥。

優先使用口服和經皮輸藥

接下來，我要跟大家分享碳酸氫鈉三種用藥的優點、適合劑量及優先順序。

· 口服使用：口服重碳酸鹽最大的好處在於，**我們可以在任何清醒的時刻服藥，並且十天左右就能完成一個療程**。透過口服與經皮輸藥的方式，使用者的酸鹼值都會立即提升，所有細胞都會浸透在較高濃度的碳酸氫鈉中。透過酸鹼值試紙，我們就可以輕鬆掌握體內酸鹼值提升的狀況，再由此決定要口服多少碳酸氫鈉。我們可以連續這樣做十天，盡可能讓尿液的酸鹼值趨向八，這是最佳抗癌的酸鹼指標。

- **靜脈注射**：一般來說，如果重碳酸鹽口服的劑量過多，你會感覺身體不想再攝取更多的量，因此在必要時刻，如酸中毒需要快速增加血漿中二氧化碳的含量時，一般會使用靜脈注射的方式（儘管使用靜脈注射碳酸氫鈉時較容易出現一些併發症）。使用方法見第六章的「注射碳酸氫鈉」P97。癌症患者都應該知道西蒙奇尼醫生的血液輸送方法，全世界只有非常少數的醫生會重現西蒙奇尼醫生的工作方法，原因之一在於，血液中酸鹼值的改變是嚴格受到血液指標的管制。
- **經皮輸藥**：詳情見上一章。

　　以口服與經皮輸藥的方式投藥，我們處理的是組織與組織間液較全面的問題。我們快速改變了它們的酸鹼值，使其呈現鹼性，但同時，血液仍然可以自行控制酸鹼度，讓它維持不變。使用這些方式，我們就不需要太過擔心血液酸鹼值的問題——畢竟我們從未希望血液的酸鹼值變動太大。

　　兩位應「荷蘭衛生保健檢驗局」之邀發表研究報告的醫生，曾做出下述結論：「對虛弱的病人進行碳酸氫鈉輸液是危險與無效的。」而就治療癌症來說，口服與經皮輸藥的方式是比較好的，因為醫療的花費不高，又能夠維持體內的高酸鹼值與高含氧量。

每天測量尿液和唾液酸鹼值

　　在癌症或其他嚴重疾病治療的密集療程中，碳酸氫鈉的最佳使用劑量需根據患者的尿液與唾液酸鹼值來決定，建議每天早上進行測試或一天當中做數次測試——因此，他們需要購買較便宜的酸鹼值試紙。

　　毫無疑問的，口服碳酸氫鈉後，患者血漿重碳酸鹽的濃度會馬上

提升，攝取重碳酸鹽對人體最主要的影響，就是改變酸鹼平衡、血液酸鹼值及體液的重碳酸鹽濃度——針對攝取碳酸氫鈉作為緩衝劑的研究，包括了不同的實驗設計（重複進行短回合運動或長時間的運動項目）、懸殊的劑量（根據使用者的體重，每公斤攝取或注射一百至五百毫克）。在歐洲，接受水療的人同時也會飲用富含重碳酸鹽的水，來治療潰瘍、結腸炎與其他胃部的疾病。此外，**用泡澡的方式來攝取重碳酸鹽可以刺激體內循環，對高血壓與中度動脈硬化可能會帶來助益。**

我們的身體有著維持體內平衡的機制，讓血液酸鹼值能持續處在七・四，它的運作方式是從身體其他的部位存取酸性與鹼性礦物質，包括骨頭、軟組織、體液與唾液，也因此，這些組織的酸鹼值常常會有很大的變動。有人認為尿液的酸鹼值呈現弱酸性，因為它反映的是人體所排出的廢棄酸質，因此不適合做為檢測人體酸鹼值的指標，而唾液的酸鹼值可讓我們對身體酸鹼平衡能有全面的了解。不過，事實上尿液酸鹼值能很快反映出重碳酸鹽的施用狀況，相較之下，唾液酸鹼值的改變速度就慢得多。

口服劑量和其他配方

口服的每一劑量是二分之一茶匙碳酸氫鈉加一百一十八西西（約半杯水）的水裡，每兩小時服用一次，如此能緩解疼痛與腸胃不適，但一天不能服用超過七次——世界各地都有在販賣的「Arm & Hammer」，其包裝盒上都會這樣寫著（摘自「Arm & Hammer」小蘇打包裝盒上所寫的口服用量和注意事項）：

• 需要讓粉末完全溶解在水中。

- 將二分之一茶匙的小蘇打加入半杯水中，每兩小時喝一次，或是依照醫生指示飲用。
- 二十四小時內，使用的量不能服用超過七次（每次劑量如上：二分之一茶匙＋半杯水）。
- 如果已年過六十，二十四小時內不要超過三次。
- 不要超過兩個禮拜都使用最高劑量。
- 其他資訊：每二分之一茶匙包含六百一十六毫克的鈉。

　　重碳酸鹽在臨床上有許多應用，如頭痛：

　　「我忍受原因不明的頭痛長達四小時，試過任何方法都沒有效。最後我就用碳酸氫鈉，我舀了一茶匙混著水喝，短短幾分鐘的時間我就感覺頭痛減輕了，不到一個小時頭痛就完全好了。之後頭痛再度發作時我又試了一次，它還是很有效，很神奇。」

　　「所有我用過的頭痛藥中，它是最好的──這麼簡單的東西卻如此有效！我一天沒有使用超過七次劑量，但我真希望可以這麼做，用了大約兩個小時之內頭都不會再痛，似乎沒有其他東西的效用能夠超過兩小時。」

　　對癌症患者來說，有一個很重要的問題就是：想要開始口服碳酸氫鈉，但不知道能否搭配楓糖漿、糖蜜或蜂蜜一起喝，還是只能配水？又或者是否可以加點檸檬或萊姆？這個問題對他們很重要，因為他們體內的細胞極度渴望葡萄糖，這些糖有點像特洛伊木馬，能讓癌細胞嘴巴張得大大的等著，之後增加的氧含量就能輕易進入了。

　　雖然在幾年前發表過關於使用楓糖漿的民俗療法，但現在我不這麼推薦，反而較建議加黑糖蜜（一方面是不用自己煮它，另一方面也因為它富含礦物質）或用礦泉水，偶爾可以加點檸檬。重碳酸鹽加糖蜜可

以等同是葡萄糖，西蒙奇尼醫生為病患靜脈輸液重碳酸鹽時都會這麼用。此外，要注意的是：**碳酸氫鈉不能取代鹼性飲食，也無法取代運動與適當呼吸方式所帶來的功效**，後兩者都能增加人體內的二氧化碳含量，因此也讓含氧量能夠提升。

檸檬汁配方

這個配方能讓體內許多生物參數維持正常，包括酸鹼值、氧化還原電位、磷酸鹽、重碳酸鹽與維生素C抗氧化物，可說是神奇之水。

- 新鮮現榨一顆檸檬。
- 慢慢加入小蘇打粉，一點一點地加，直到不再有嘶嘶聲為止。
- 加水至杯子的一半。
- 一天喝兩次，一次早上一次睡前，都是空腹喝。

檸檬是回復酸鹼平衡與鹼濃度最溫和的方法，雖然檸檬汁本身嚐起來是酸的，但在高溫下燃燒後（模擬消化、吸收等一連串體內燃燒之過程），剩下的無機物「灰分」卻是鹼性的。攝取檸檬後，它會中和掉酸性，讓身體變得比較鹼。檸檬具有清理、排除體內化學物與食物的毒素、增強免疫系統、維持身體健康等好處。檸檬是坊間常用的檸檬楓糖辣椒水排毒法（Master Cleanse，在一定時間內只進食加入辣椒粉、楓糖漿之檸檬水的排毒法)主要的成分，故又稱檸檬排毒法。檸檬不是靈丹妙藥，但它能以溫和、漸進的方式促進體內的酸鹼平衡。

基本上，對於某些害怕鈉囤留的人，檸檬／萊姆汁會是他們很好的選擇，因為**檸檬內富含鉀，所以加入鈉來中和身體的酸性，還會產生鈉鉀平衡的效果。**

> ## 用檸檬平衡體內酸鹼值
>
> 擠半顆檸檬，將檸檬汁加入一杯溫水或冷水中，在早上時飲用（最起碼要在進食前十分鐘），如此可以回復酸鹼平衡、促進消化。用餐時，自製沙拉的沾醬可以用鮮榨檸檬汁取代原本的白醬、酒或其他醋（大部分的醋屬於酸性灰分食物，蘋果醋則例外）。

蘋果醋配方

　　蘋果醋加小蘇打粉，二至三分鐘之後，就可以讓酸鹼值回復到七・〇。時間久一點的話數值會更高，大概會到七・三至七・五。將四分之一茶匙的小蘇打粉放入兩大匙的蘋果醋中即可。

　　當孩童氣喘發作，程度嚴重到會危害生命時，靜脈輸液碳酸氫鈉能減輕呼吸壓力以及體液過多的酸性。科林娜・拜思（Corinne M. P. Buysse）醫生與她的同僚在刊物《胸腔醫學》中指出，血液酸度過高或

我又再看了一次你所寫的文章，它讓我覺得，或許是時候用你的這些方法來進行實驗。我的身體狀況很糟！我有金黃色葡萄球菌類的感染，全身各處長滿了腫泡，非常痛，而且做任何的切除都沒有用，傷口還是會再充滿濃液。另外，我感覺有個幾公分的硬塊在大腸左側，往下到左腹部底，可算是這些年來困擾我最久的問題，而且現在情況又惡化了。我的腸子很少蠕動，即便做了灌腸，也只清理到腸子下方幾公分的地方——水分沖不下那些阻塞物。

後來，我開始用小蘇打粉來做灌腸，它的效用非常神奇，大大的緩解了我的不適。每四百七十五西西的水加入幾大匙的重碳酸鹽（約一杯），希望有最好的效果。當我用小蘇打配溫水時，情況真的有所改善，真是一大解脫啊！

是酸中毒，心臟收縮會比較無力，會減低治療氣喘所用的乙型擬交感神經致效（beta agonists）氣管擴張劑的藥效，讓呼吸變得短淺急促。他們進一步解釋，使用碳酸氫鈉可以緩解支氣管痙攣的狀況，讓氣管擴張劑恢復效力。

然而，由於醫生們會擔心靜脈輸液碳酸氫鈉，會引起血液中二氧化碳含量過高，因此有時還是會避免使用。**如果不用注射的方式，我們其實可以讓病患飲用重碳酸鹽或拿它來泡澡，甚至兩者併用**，這兩種方法既便宜、安全又簡單。處在緊急狀況時醫護人員都會使用注射的方式，但如果平日我們能適當的攝取重碳酸鹽與氯化鎂，就能避免任何緊急狀況的發生。

Chapter 14

楓糖漿小蘇打抗癌療法

重碳酸鹽療法的施作方法與「胰島素長時程增強治療」（IPT）的方式類似。IPT療法是給予禁食病患胰島素，有效降低其血糖至五十毫克／分升（mg/dl，分升指的是十分之一公升）。正常的人在攝取糖類時，胰島素含量會往上升到足以讓糖分進入細胞，而在IPT的治療中，是透過人為注射胰島素，來清除血液中所有的糖，當血液中的糖量達到可能的最低值時，再注射低劑量的化療毒性藥物。一般認為，在糖的含量降到低點時，病患會處在比較敏感的狀況，因此能夠讓藥效較快得到發揮，患者也能接受較高的劑量。

用糖打開癌細胞？

重碳酸鹽加楓糖漿或黑糖蜜的運作原則，則與IPT療法相反，這裡所使用的糖類不會促進癌細胞發展，因為在它們還沒有壯大之前，小蘇打帶來的鹼濃度就會先將這些細胞殲滅掉。

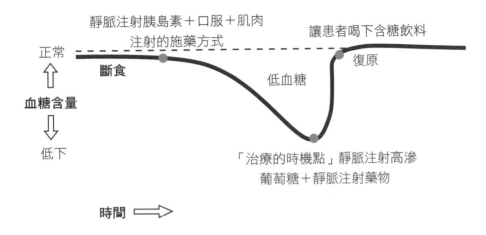

胰島素長時程增強治療（IPT）曲線圖

與其透過人為注射胰島素迫使血糖降低後再注射化療藥物，我們是把糖類與重碳酸鹽一併送給癌細胞，它們一開始會喜歡這個禮物，但這樣的情況不會持續太久。這背後沒有太多科學數據，做為支撐，所以使用的人需要靠自己的體驗，當身體適合這樣的療法並產生作用時，你很快就會察覺出來。

「吉姆醫生」的發現

最早提到碳酸氫鈉對於癌症的效用，是出現在一份舊報紙的剪報上：「在上帝所賜與的綠色地球上，沒有任何一種腫瘤是不會被小蘇打與楓糖漿治好的。」

這項驚人的宣稱來自頗受爭議的民俗療法醫者吉姆·凱穆，他認為這個簡單的家庭偏方就能制止癌症的發展，許多忠誠的病人稱他為吉姆醫生，並且願意為他作證，說他們所敬仰的這個人是奇蹟的創造者。「吉姆醫生治好了我的肺癌，」一位名為艾朗·羅德豪斯的農夫說

道：「那些醫生說我無藥可救了，不到六個月可活，但這個醫生給我他的混合藥物，幾個月後癌症就不見了，甚至X光上都找不到它。」

　　吉姆醫生在上個世紀中意外發現這個療法，他當時正治療一個受到乳癌折磨的家庭，一家五姐妹當中，就有四位死於乳癌。他問那名還活著的女性，她的飲食習慣與其他人是否有所不同，她回答說自己喜歡飲用楓糖漿配小蘇打。根據北卡羅來納阿什維爾地區報紙的報導，吉姆醫生之後就將這個偏方運用在兩百位癌末患者身上，令人驚訝的是，他宣稱幾乎有一半的人症狀都得到緩解。

　　楓糖漿與小蘇打混合之後稍微加熱一下，兩者會相溶合但無法完全溶解，**使用楓糖漿的目的是讓糖類進入癌細胞（與正常細胞相比，它們消耗十五倍以上的葡萄糖），與此同時，小蘇打也會隨著楓糖漿進入癌細胞，它的極鹼性會快速提升酸鹼值，進而讓癌細胞死亡。**

楓糖漿小蘇打配方

在一個小平底鍋中放比例一比三的小蘇打與純度百分之百的楓糖漿，迅速攪拌並加熱五分鐘——如果是用黑糖蜜或蜂蜜，就不需要加熱。

　　這聽起來是個不錯的理論，但實際上有可能發生嗎？重碳酸鹽連同糖類被輸送後，或許當細胞讓糖類進入時，細胞壁的滲透性也會改變。然而，重碳酸鹽的作用並不是作為殺死癌性細胞的毒藥，是酸鹼值的改變，以及隨之而來的氧氣、二氧化碳含量的變化，讓一切有所不同。不管這其中是依據什麼樣的理論，我們都無法否認，有一些人證明了這個療法的效用，他們的確因為這簡單的配方而得到神奇的療癒。

　　IPT療法讓細胞膜較具滲透性，藉以增加細胞對藥物的攝取量，IPT療法的核心理念在於，當治癌藥物在癌細胞內累積較高濃度的致命毒性

時，相較而言，卻只有較少的劑量、較低的毒性會進入正常細胞。IPT療法與重碳酸鹽楓糖漿療法，這兩者理論上都是利用癌細胞猛烈增長的機制來反制它們，對於想嘗試的人，我的建議是，可以自行使用不同的組合進行搭配，然後看看哪一種最適合自己。

注意！

重碳酸鹽的作用並非作為殺死癌性細胞的毒藥，是酸鹼值的改變，以及隨之而來的氧氣、二氧化碳含量的變化，讓一切有所不同。

黑糖蜜也很適合

黑糖蜜是對人體很好的增甜劑，它不像精製白砂糖或高果糖糖漿，除了碳水化合物其他的營養素付之闕如；它也不像是糖精或阿斯巴甜等人造甜味劑，沒有任何營養之餘，還會對敏感體質的人造成危害。黑糖蜜是富含各種礦物質的增甜劑，能夠促進人體健康。

‧富含礦物質的增甜劑

黑糖蜜富含非常多的鈣，鈣是身體最重要的礦物質之一，體內有許多重要的生理機能都必須仰賴它，包括心臟與其他肌肉的收縮、凝血功能、出入大腦的神經衝動之傳導、酵素活性的調節，以及細胞膜的運作等等。

此外，黑糖蜜也富含銅、錳以及大量的鉀，甚至鎂。

除了具備身體容易消化的碳水化合物，黑糖蜜還能補充體內的鐵含量，提升能量，即便是孕婦，也能透過攝取黑糖蜜來補充她們急需的鐵質，但又不會像其他鐵質補充劑會造成便祕的問題。我們可以在早餐的麥片中加點黑糖蜜，或是摻入果汁中飲用——大家都知道紅肉富含鐵質，但黑糖蜜比紅肉有更多的鐵質，而且卡路里較好、完全沒有脂肪。

鐵質是構成血紅素的必備物質，它從肺部攜帶氧氣，釋放氧氣給全身的細胞；我們體內的酵素也含有鐵，它能幫助身體代謝，並將醣類轉化成能量；發育中的兒童與青少年也需要很多的鐵。

然而，只要兩茶匙的黑糖蜜，就能甜滋滋地提供你每日建議鐵質攝取量的十三・三％。

「地球診所」（Earth Clinic）的網站上寫著：「過去八年來我們收到許多很棒的回饋，使得黑糖蜜現在成為最受歡迎的家庭偏方之一。有許多人寫信告訴我們說，黑糖蜜治好了他們的癌性腫瘤、纖維瘤、焦慮、便祕、水腫、心悸、貧血、關節炎痛、關節不適、粉刺等等，還有許多其他的疾病。」

如果從傳統中醫的觀點來看，黑糖蜜能夠補養體內的不足、促進脾臟功能、滋潤肺臟、緩解咳嗽症狀、有效治療胃部與腹部疼痛，也可以補氣。

大多數西方人無法理解中醫的治療觀點，但它的意思就是指，黑糖蜜能讓人們的身體變得強健，對照一下黑糖蜜的營養成分，我們就能理解其原因了。

・成功案例——凡那的「小蘇打＋黑糖蜜」抗癌療法

天然的對抗療法醫學所提倡的，是自己就能使用的療法，因此我在書中會盡可能多放些資訊，好讓人們可以找到適用自己的方法，不會太依賴醫生；但我也再次聲明，若有嚴重的疾病需要治療，良好的支持是會有幫助的。

凡那・強斯頓是一個先驅，每一位癌症患者都應該要知道他的故事。我也很高興能大聲宣布，他現在仍活得好好的！

二〇〇七年我剛開始提筆撰寫碳酸氫鈉的研究時，凡那來找我。

當時他被診斷出攝護腺癌，而且已經轉移到骨頭，他打算接受氯化鍶的治療，但他的訂單沒有被順利送達，所以最後他做的是口服碳酸氫鈉（小蘇打），讓他的尿液酸鹼值能連續五天達到八・五。

不到兩週的時間，他回去腫瘤科檢測時，發現骨頭裡竟然已經沒有癌症的蹤影了。

凡那六年前所實施的做法（推估是小蘇打），是當時常規醫學的醫師們計畫未來才要施行的治療法，所以對已經得到癌症的人而言，一切是來不及的。「癌症要奪取我的性命，」強斯頓寫道：「掙扎許久之後，我說『不』，或者至少我希望它不會發生。我原本打算接受鍶的治療，但最後是用小蘇打，當時的目標是希望能很快地改變酸鹼值，我那時所知不多，完全不知道什麼是酸鹼值、什麼是鹼、什麼又是酸，現在，我很高興自己搞清楚了。」

我一開始做攝護腺特定抗原檢驗時，數值是二十二・三，我的醫生跟我約診要做切片，切片的結果證實我確實罹患攝護腺癌，因此我需要進行下一個步驟——骨頭掃描。

掃描結果及骨盆電腦斷層都顯示出，我得到的是具侵略性的攝護腺癌，那時是二〇〇八年三月十七日，「審視電腦斷層與骨頭掃描的結果，後者指出右邊的骨（是一塊位於骨盆腔後方的三角形骨）與左髂骨翼（髂骨是位於腰部的骨骼）皆出現轉移性疾病。」醫生拍拍我的背，說我所得到、這個具侵略性的攝護腺癌已經轉移到骨頭！

我徵詢另一位腫瘤科醫師的意見，他給我的回覆是：「相關的研究報告，這個疾病的病史大致已經詳述。病理報告證實患者所罹患的攝護腺癌在病理分類上已屬高級，依據癌症分期的TNM系統（國際上最通用的腫瘤分期系統）來看是進入第三期，但是在電腦斷層上未看出有明顯侵入至精囊，放射核種骨骼掃描與X光片則顯示出薦骨處與左側髂骨已出現轉移。

此外，我重新檢視電腦掃描中的骨盆區後，發現裡面出現數個小的骨硬化病灶。攝護腺特定抗原在治療前為二十二，經過菲那雄胺與可蘇多治療後已降至五·八八。依據TNM系統分類為T#NXM1，AJCC，第四期。」

他接著向我解釋可能的治療方案，但他所表達的真正意思是，已無任何可行的方案了，事實上他還提到他發現有幾個黑點是之前的醫生沒有檢查到的。

我開始漸漸習慣自己是無藥可救之人，急著想要接受氯化鉋的治療，沒想到訂單卻寄丟了，沒被對方收到，之後我決定接受小蘇打療法，並添加黑糖蜜一起服用。

我於二〇〇八年六月二日開始療程，然後因為六月十三日要做另一個骨頭的掃瞄，而於前一天停止療程。在前往醫院檢測的路上，我懷抱著一絲希望，我不知道自己為什麼還抱著希望，畢竟根據我所蒐集的資料，都說癌症轉移到骨頭是無藥可救的，總之，我做了骨頭的掃描，等待結果。

幾天後，醫院寄來了掃描結果，我當時很緊張，不太敢拆開來看——事實上，此刻回想起當時情景，我又忍不住淚流滿面—最後我終於拆了信讀到底下字句：「沒有明顯轉移至骨頭的跡象。」我像個孩子一樣地放聲大哭。

兩天之後，我收到另一個關於血液的檢測報告：

攝護腺特定抗原指數為〇·一……。

我的老天，〇·一耶！只是讓我的身體從酸變成鹼就有這麼大的成效，這讓我有了希望。

「Arm & Hammer」真是救人一命，之後我聽說許多原本會買小蘇打的人後來都不買了，因為發現裡面含有鋁。

其實不用管那麼多的，因為根據我查詢到的資料及拜訪一家天然食物專賣店之後，我發現含鋁的是泡打粉而不是小蘇打。該店負責販賣維生素與礦物質產品部門的員工告訴我，據她所知，不管是哪個牌子的小蘇打粉，都沒有鋁的問題。

對於我所攝取的小蘇打與糖蜜的比例分配，我知道有許多人很想要知道，以下是我的分享。

- **第一天到第四天：**

  我一開始是在一杯水中加入一茶匙的蘇打粉與一茶匙的黑糖蜜。我喝的是室溫的水，沒有加熱。隔天、第三與第四天都是一樣的作法，第四天我所測量的唾液酸鹼值是七·〇，尿液酸鹼值是七·五，我感覺不錯，決定增加劑量。

- **第五天：**

  我開始一天喝兩次。我拿到一些酸鹼值試紙與試棒，也開始將身體酸鹼值的變化記錄下來，我的目標是讓數值達到八·〇至八·五，並且維持四到五天。

  資料上說，癌細胞在七，〇與七·五時會停止活動，酸鹼值達到八·〇與八·五時癌細胞將無法存活，我希望能殺光它們，包括在骨頭裡的那些。

- **第六天：**

  我仍然是在一杯水中加入兩茶匙的蘇打粉與兩茶匙的黑糖蜜，一天喝兩次。測得的酸鹼值是七·二五。我有出現任何症狀嗎？是的，我感覺有一點想吐，不是很嚴重，就是比較容易反胃，另外，我的大便有點黃黃的。

  自第六天起，我開始認真追蹤酸鹼值的變化，我買了一些試紙，有Stix與普通的試條（我後來發現各種試紙有不同之處）。我測試唾液與尿液，但沒有分別註記。

  底下是時間與劑量（BSMBS2代表的是黑糖蜜與小蘇打的混合，各兩匙，加水）：

  - **六點四十五分**：Stix酸鹼值七·二五與七·七五；試紙測得的尿液酸鹼值為七·五。Stix酸鹼值七·五，唾液則是六·七五。
  - **兩點**：BSMBS2。
  - **十六點**：唾液Stix酸鹼值七·一二五，尿液Stix酸鹼值七·七五。

・二十點半：BSMBS2。

・二十三點四十五分：Stix酸鹼值八・○，感覺有一點反胃。

• 第七天：

六月八日。

・十二點：Stix酸鹼值七・三七五；試紙七・五＋。我有點興奮，嘴唇出現震顫，我開始感覺到身體充氧的愉悅，但也有點擔心嘴唇的狀況，後來想起有一些人說過這是鍶治療（一種治療攝護腺癌的放療）會出現的症狀之一。

這種充氧的感覺很奇妙，好像我的身體掛著一部純氧機器，鼻孔張得跟車輪一樣大。我在第七天有點想拚拚看，所以增加小蘇打的劑量到三匙，而這讓我的頭有點痛，我有點擔心，所以又讓劑量回復到兩匙。頭痛變得有些劇烈，我猶豫是不是要增加劑量。我真的很想趕快把癌細胞都殺光，但最後還是根據自己的感覺減低劑量。

・十二點零五分：此次服用時我增加小蘇打的量到三匙。

・十八點：Stix酸鹼值七・七五，BSMBS2，開始有點擔心，於是將劑量調回兩匙。

• 第八天：

六月九日，我讓劑量加倍，一天服用三次，希望能提升酸鹼值。

・六點：Stix酸鹼值七・七。

・十點：BSMBS2。

・十九點：Stix酸鹼值八・二五。

・十九點五分：BSMBS2。

・二十三點四十五分：BSMBS2。

• 第九天：

六月十日，有一點拉肚子，感覺有些虛弱，但不是很嚴重。

之後我回想，如果多攝取一些鉀應該會不錯。

・八點：酸鹼值七・七五。

・九點：酸鹼值八・二五。

・**九點五分**：BSMBS2。

・**十四點**：酸鹼值八‧五。註：有一點拉肚子，但不是很嚴重。

・**十六點**：BSMBS2。

・**十七點半**：酸鹼值八‧七五。

・**二十二點**：酸鹼值八‧五。

・**二十三點四十五分**：BSMBS2。註：感覺整天都因為體內有足夠的氧氣而愉悅，就好像呼吸著純氧一樣，鼻孔張得大大的。

・**第十天**：

六月十一日，頭痛出現的狀況更頻繁，夜間會盜汗，同樣的，流汗是鍶治療會有的症狀。因此，我這一天減低用量，改為一天兩次而不是三次。

・**八點**：酸鹼值八‧五。

・**八點半**：BSMBS2。

・**十二點半**：酸鹼值八‧五。

・**十八點半**：酸鹼值八‧五，頭痛。

・**二十三點半**：酸鹼值八‧三七五。

・**二十三點三十一分**：BSMBS2。註：幾乎一整天都頭痛，昨天有的時候也是。夜間盜汗。減低劑量，一天兩次。

・**第十一天**：

六月十二日，今天是服用的最後一天，因為要做重要的身體掃描檢查，看看骨頭以及癌症的狀況。

・**八點**：酸鹼值八‧〇與七‧五，一天只服用兩次。

・**九點十分**：酸鹼值七‧二五。

・**九點二十分**：BSMBS1.5。註：只服用一‧五匙看看能否減緩頭痛。有點拉肚子，輕微頭痛，夜間盜汗。

・**十點二十分**：又拉肚子，顏色淡黃。註：因為感覺比較好，所以我減低了劑量，覺得自己之前有點讓身體超過負荷。如果不是因為明天要去醫院檢查，我可能還是不會減低劑量。

・**十三點**：酸鹼值八‧三五。

口服小蘇打少一點副作用

在這麼多年之後，知道強斯頓還活得好好的，真的很令人欣慰，對此，西蒙奇尼醫生應該會感到十分驚訝，甚至直呼不可能，因為他認為，即便是他自己設計的昂貴的靜脈注射療法，也無法讓療效強到能深入骨頭。

他的看法是錯的，這就是為什麼我覺得要**讓所有癌症患者都使用口服並搭配密集經皮輸藥治療方式的緣故**，西蒙奇尼醫生認為口服重碳酸鹽僅適用於某些癌症。

我們要知道，這一切都是可能的，常規醫學也將逐漸接受這樣的看法，因為新一代抗癌藥物已成功通過初期測試階段，全世界頂尖的癌症專家皆對它引領期盼。

這些通過初期測試階段的藥物，採用截然不同的治療途徑，它們放手讓免疫系統發揮作用，像攻擊細菌一樣地去攻打癌細胞，相較於傷害人體的化療，這將會是一個新的選擇。

> 我要說的是，小蘇打救了我的命，對此抱持懷疑態度的人都應該看看我現在的樣子！
> 我患有胰臟癌，有六到八個月的時間活在絕望的谷底……，而現在，我的身體沒有任何痛楚，保持健康的生活方式。我認為葛森女士是錯的……，在接受小蘇打療法之前，我的血壓是二百四十六／一百一十六，現在是一百一十四／六十八，有五個月的時間我沒有服用任何高血壓藥，我所做的只是完全依據強斯頓的治療方式，同時搭配鹼性飲食與呼吸。
>
> ——K W

比靜脈注射效果好

一項關於新一抗癌藥物的研究中顯示，所有參與的五位癌症患者的癌症在幾個星期內全都不見了。根據《紐約時報》的報導，病得最嚴重的是一位五十八歲的大衛‧艾彭提（David Aponte），他的白血病僅僅八天就得到治癒。

我們不需要苦苦等待那還處在測試階段的新藥問市，我們可以使用碳酸氫鈉及其他天然的對抗療法，給自己一個奮力一擊的機會，扳倒癌症、重獲新生。

我在南非有位醫生朋友，她執業時有固定使用靜脈注射，她說：「我發現，依據西蒙奇尼醫生靜脈注射重碳酸鹽的方法，病人仍然會出現副作用，所以我讓他們改用口服。不同的施用方式，但效果完全一樣，口服對我所治療的患者來說成效最好，容易服用，身體又不會出現任何不適。」

為了讓大家對口服重碳酸鹽的治療方式有一個更清楚的認識，我們先看一下西蒙奇尼醫生是如何描述他的靜脈輸液重碳酸鹽的癌症治療方法。

「碳酸氫鈉治療是快速有效、對人體無害的療法，因為它極具擴散性。使用重碳酸鹽來治療癌症的劑量要很強，並且要持續不斷，這個消滅癌細胞的工程最少需要不間斷的施行七到八天。一般說來，二至四公分大的腫塊從第三、四天起就會逐漸縮小，到了第四、五天則會完全消解。」

自然療法專家帕哈斯西塔德說：「最好的服用時機是在酸鹼值呈現最酸的時刻，也就是晚上。當尿液酸鹼值來到五‧六至五‧九時，是最好的使用時機。

如果酸鹼值低於這個數值，那麼身體需要更強的鹼濃度，在此情

況下，我會用碳酸鉀、碳酸氫鉀與碳酸氫鈉來做混合，服用之後最理想的情況是，唾液與尿液酸鹼值要很接近。一般的劑量是二分之一茶匙的碳酸氫鉀、二分之一至一茶匙的碳酸氫鈉（如果我的酸鹼值很低，會多加八分之一茶匙的碳酸鉀）。」

　　至於《免於癌症：溫和、無毒的健康療法》的作者比爾・韓德森（Bill Henderson）的做法，則是比例三比一的B級楓糖漿與小蘇打，混合之後在爐子上小火加熱幾分鐘，小蘇打開始起泡後就關火。冷卻後，他就放冰箱，一天吃兩次，一次一茶匙，每次都會先攪拌一下（它會沉澱）。他使用之後的結果是，腸道蠕動很正常，一天排便兩次，有時是三次。

嚴重情況所使用的劑量

　　如果你想要使用重碳酸鹽來治療癌症或是其他嚴重的疾病，你必須仔細斟酌劑量，它需要非常的精確，因為小蘇打太多會造成鹼中毒，血液酸鹼值會太高，以及更重要的是——如果重碳酸鹽太少，將無法發揮效用。

　　因此，你需要每天測量尿液與唾液的酸鹼值，在接受密集重碳酸鹽治療期間，有時一天需要測量數次。

　　針對成年人有一個建議劑量，取用一茶匙配一滿杯的水（而不是半杯的水），之後再喝一杯水。第一週一天喝三次，第二週一天喝兩次，第三週一天一次。

　　根據這樣的方式，可以一個月做一次或兩次來維持效益。

注意！

使用重碳酸鹽來治療癌症或其他嚴重的疾病，需要仔細斟酌劑量，太多會造成鹼中毒，血液酸鹼值會太高；太少的話則無法發揮效用。

許多人會覺得口服方式若濃度太

高很難下嚥，此時可以改用低濃度，但需搭配高濃度的碳酸氫鈉與鎂鹽來泡澡。日本方面有此類產品，它可以將碳酸氫鈉分解為無數個二氧化碳小泡泡，更利於人體吸收。

酸鹼值測量的重要事項

尿液或唾液的酸鹼值需要達到多少？如果它升得太高，也會造成其他疾病的發生，並讓身體處在失衡情況——這就是我們需要使用試紙監測的原因，如此才能確保酸鹼值是處於健康的區間。

> 要測量唾液的酸鹼值，至少應在飯前一小時或飯後兩小時再測；一天量個兩三次，你就可以知道自己大概的平均值是多少了。

唾液的酸鹼值可能會因為口中的細菌及剛入口的食物而有所改變。在所有其他健康參數都正常的完美情況下，唾液與尿液「平均」的酸鹼值應該是多少呢？這是一個很好的問題，答案或許不在酸鹼值試紙，而是看每一個人在什麼情況下身體是處在最佳狀態。有些人會認為尿液最佳的酸鹼數值應該是六・四，但我們對此有許多疑義。

要研究出正確的數值是很重要的，因為體內氧氣的含量與酸鹼值的高低密切相關，酸鹼值由四升到五，細胞的供氧量就多了十倍，四到六則是增加一百倍，四到七就多達一千倍。

> 當身體的酸鹼值掉到六・四以下，酵素就缺乏活性、消化不完全，維生素、礦物質與其他食物就無法有效被吸收。

　　了解酸鹼值就夠了嗎？其實大多數人體內的總鹼度是不夠的，而總鹼度是重碳酸鹽療法與其他方法，包括運動、恰當飲食、良好呼吸，所希望提升的目標。因此，舉例來說，飯後兩小時你或許會發現尿液酸鹼值是趨酸的，這反映出所攝取的肉類造成了體內酸鹼值的改變。如果身體狀況已處在危急的情況，我們就不會想要攝取過酸的物質（如肉類），如果我們選擇正確的飲食與恰當的斷食，尿液就不會隨著所攝取的食物而趨向過酸。

　　尿液酸鹼值有時候會到五，但不需要對此驚訝或擔心，因為那是一種腎臟功能的反應，顯示出有酸中毒現象，並且身體系統已將之排出。你會希望你的尿液是有排酸能力的，在需要的時刻它會呈現出酸性狀態，而在癌症治療當中，我們的方式則是打破這樣的情況，讓酸鹼值能維持兩週都處於八，之後讓身體休息，讓尿液酸鹼值往下降。

Chapter 15

用小蘇打泡澡

使用碳酸氫鈉泡澡是提升體內重碳酸鹽含量的絕佳方式，特別是對運動員來說，這種方法有助於提升他們的表現，其背後的原理在於：**運動前就先讓身體充滿重碳酸鹽，之後當肌肉細胞進行無氧運動而開始排酸（乳酸）時，就能即時加以中和，讓肌肉的酸鹼值持續維持在最佳範圍之中**，進而延長身體高峰表現的時間。

小蘇打有助於提升運動表現

一九九三年有一項研究，讓受試者攝取碳酸氫鈉（每公斤體重取用三百毫克）後從事等速腿部伸展／彎曲的訓練。第一回以每秒六十度的速度進行四次伸展／彎曲；第二回則以每秒二百四十度的速度進行六十次伸展／彎曲，此一回合進行的時間約八十五秒。與攝取安慰劑／控制組的情況相比，攝取碳酸氫鈉的受試者可以做更多的活動；當增加的活動量超過最大攝取氧量的八十％時──對大多數人來說，已是處於

部分無氧的狀態——服用碳酸氫鈉的受試者覺得費力的程度則較少，這意味他們感受到的運動量不是那麼激烈。

根據多倫多約克大學威爾克教授（D. Wilkes）的報告，讓受試者依每公斤體重攝取三百毫克的碳酸氫鈉後，再進行八百公尺徑跑，結果顯示跑步時間縮短了二・九秒。這二・九秒平均可以換算為十九公尺的距離——對八百公尺的比賽而言，這是很大的進展。

印第安那州包爾州立大學人體機能實驗室的大衛・寇斯迪（David Costill）醫生與他的同事，給予運動員每公斤體重二百毫克的碳酸氫鈉，之後讓他們在腳踏車測功器上進行五次一分鐘的短跑，最後一次要卯足全力。有使用小蘇打的狀況下，在最後的衝刺時間時，運動員提升了四十二％的效能。其他的研究也指出，在短時間最大運動量方面，使用小蘇打能增加人的耐受力以及輸出功率。

一九八〇年曼伍（GW Mainwood）醫生與他的同事發現：**當人體有足夠的重碳酸鹽時，血液酸化的情況會減少，肌肉與血液之間「酸鹼值梯度」則會增加，使肌肉能將酸性排出。**對於從事大量依賴乳酸能量系統的運動項目者，如健美選手，他們可以從鹼性鹽的攝取中得到最大助益；相較之下，這對從事耐力比賽的運動員就沒有太大的差別，因為有氧運動不會在肌肉細胞中快速製造乳酸。

一項歷時五十年以上、由美國與德國主導的鹼性鹽相關研究，讓受試者從事無氧運動，以及在跑步機及腳踏車測功器上進行測試至力竭，報告指出，受試者的身體狀況有顯著改善（比起未使用鹼性鹽來說）。其他相關研究結果則指出並無明顯的差別，但大體來說，他們也有使用低劑量的重碳酸鹽，或是讓運動時間多超過五分鐘。

在澳洲塔斯馬尼亞科技研究所新近有一項研究，研究者讓一組資優榮手們依每公斤體重攝取三百毫克的碳酸氫鈉，另一組則服用安慰

劑。九十五分鐘後，這些受試者要盡最大的努力在賽艇測功器上進行六分鐘的測試，結果，在同樣的時間內，接受碳酸氫鈉的選手比服用安慰劑的選手幾乎多滑了五十公尺。

泡澡比口服更適合運動員

　　碳酸氫鈉讓人在比賽中占有獲勝的優勢，特別是需要於三十秒至六分鐘內全力衝刺的運動；儘管我們在從事比這類時間更短或更長的運動項目時，人體的乳酸能量系統也會參與其中，但碳酸氫鈉帶來的助益仍不容小覷。

　　然而，攝取碳酸氫鈉對運動員來說，出現了一個大問題。研究中有許多受試者在攝取重碳酸鹽六十分鐘後出現一些腸胃不適問題，包括打嗝、腹瀉。一位研究者的記錄寫道，許多受試者出現「嚴重腹瀉」，這些情況會影響到運動員的表現。

　　有一個方式可以避免這樣的狀況發生，就是將重碳酸鹽的劑量分數次服用：二十分鐘使用一次，比賽前三小時開始第一次，賽前一小時用完最後一次。

　　第二個方法是改用高濃度重碳酸鹽泡澡，將半公斤至數公斤的小蘇打與一些死海的鹽或純氯化鎂相混合（鎂可以讓人放鬆，所以建議賽前泡澡時，鎂的使用量要少一些）。很快地泡一下高濃度的重碳酸鹽，就可以避免小蘇打造成的腸胃不適問題。

　　<u>適當的口服用量大約是依每公斤體重攝取三百毫克，加入四百毫升的液體後飲用</u>，舉例來說，一位九十公斤的健美選手需要攝取二十七

克，在賽前大約三十至六十分鐘空腹飲用（重碳酸鹽可加入水或其他飲料之中）。

> 使用鎂鹽與小蘇打泡澡，這樣的搭配可以有效減低暴露在微量X光之下對身體帶來的負面影響。

小蘇打泡澡好處多

在忙碌的一天結束後，放些熱水，倒入一、兩杯的小蘇打泡澡，可以舒緩壓力與肌肉的疼痛，你不需要花大錢購買去角質的美容產品，小蘇打泡澡泡澡就能讓肌膚煥然一新。若**在足浴中加入小蘇打，則能消除疲勞，緩解足部的疼痛不適，非常適合工作性質需要長時間站立，如服務生或需要四處走動的人。**

小蘇打加上鎂鹽，能為身體帶來極大的助益。如果想要讓效果更好，唯一的方法就是加入一些硫代硫酸鈉（用來中和氯），這樣你就能好好享受一場熱呼呼又有療效的水療了。此外，使用碳酸氫鈉泡澡，還能減緩牛皮癬患者的搔癢與不適（如果能搭配經皮輸鎂的治療，效果會更明顯）。

> **注意！**
> 小蘇打加上鎂鹽，能為身體帶來極大的助益，若想要讓效果更好，則再加入一些硫代硫酸鈉（用來中和氯）。

Chapter 16

提醒與禁忌

　　碳酸氫鈉的耐受性是良好的，但過高的劑量仍會讓人頭痛、噁心或煩躁不安，一旦有這些情況就需要就醫。**當出現肌肉無力、反應變慢與慌亂、腳或腳踝出現浮腫、大便顏色黑如瀝青、嘔吐物看起來像咖啡粉等現象，請聯絡醫生**；若出現上述以外的症狀，也請詢問醫生。

　　馬克·佩格爾醫師說：「小蘇打不是一定安全的。根據臨床前期的研究及精確的腫瘤模式，得知太多及／或為期太久的小蘇打療法，會對正常組織造成傷害，特別是腎臟與膀胱組織。但到底多少的量是太多？多久的時間又是太久？或許又需要視個別的狀況而定（如腎臟功能有限的年長患者對小蘇打的敏感度會比較高）。」所以要注意，長時間攝取太多小蘇打，可能會對病人造成傷害。

定時監測酸鹼值的變化

　　安全使用碳酸氫鈉的關鍵在於，**時常用試紙或電子測試儀監測尿**

> **注意！**
> 長時間攝取太多的小蘇打可能會對病人造成的傷害；持續一週高濃度的使用後，就需要暫停治療好讓酸鹼值回復過來。

<u>液與唾液的酸鹼值。</u>我的建議是，每天早上測量並加以記錄，然後在每次使用高濃度小蘇打泡澡後，一離開浴缸就馬上再測量一次。

我們不希望尿液酸鹼值超過八‧○，「Arm & Hammer」包裝盒上也建議，當你持續一週高濃度的使用後，就需要暫停治療，好讓酸鹼值回復過來。

安全的使用方式

人們有時會做得太超過。記得，當我說小蘇打是安全的，其實是指：與劇毒性的化療藥物相比，它是安全的。碳酸氫鈉是藥性很強的物質，能很快提升身體組織的酸鹼值——這是它之所以有效的原因。

如果你現在進行的是限鈉飲食，那麼除非有醫生的指示，不然不要使用碳酸氫鈉。 如果你有在服用處方藥，在開始使用碳酸氫鈉前要先徵詢你的醫生與藥劑師，因為抗酸藥物與某些處方藥會互相影響。另外，在尚未仔細評估之下，不要讓五歲以下的孩童使用碳酸氫鈉。

如果你本身已經患有心、腎、肝臟方面的疾病，以及高血壓或任何過敏問題，一定要讓醫生知道；由於小蘇打含有較大量的鈉，如果你正在進行低鈉飲食，也需要告知醫生；懷孕婦女則是必要時才使用，母乳中已含有微量的碳酸氫鈉。總而言之，即便你的醫生並不是那麼清楚碳酸氫鈉對人體的好處，記得還是要跟他討論小蘇打療法的利弊。

若療程進行中你不小心忘記服用了，請一想起來時就立即補上，但如果想到的當下已接近下一次服藥的時間，那就跳過這次——記得持續依照時間表服用，也不要因為這次忘記了而在下一次時加倍劑量。

將藥物置放在於室溫下（攝氏十五至三十度），避免存放在燥熱、陽光直射以及潮濕的環境中。

每次飲用小蘇打水時都要少量攝取，因為鹼性物質能起中和作用，如果胃中酸質不多又有大量的小蘇打進入身體，胃部便會分泌更多的酸，因而造成胃灼熱，然後又導致你喝更多的小蘇打水──如此，便開啟了一個惡性的循環。

> 若要緩解昆蟲咬傷所引起的不適，可以局部塗抹小蘇打糊，小蘇打與水的比例是三比一。

大吃大喝後不要飲用小蘇打水

為了避免造成傷害，等到粉末確實溶解後才可服用碳酸氫鈉，以及很重要的──**不要在大吃大喝之後飲用小蘇打，若服用後出現嚴重胃痛，請馬上就醫。**「我有次吃它差點沒命。」一九七九年威廉・葛瑞夫（William Graves）在一頓大餐後飲用小蘇打水，結果造成胃壁破裂。六十四歲的他擔任《國家地理雜誌》編輯，緊急手術即時救了他的命，但之後還進行六次手術，才完全讓傷處恢復……。

雖然過去這樣的案例不多見，但我們仍需要了解不當使用會有的風險。吃太多的人，胃部會擴張變大，小蘇打進去後，的確可能會製造二氧化碳，其含量足以讓胃部產生破裂，這點需要加以注意。

這些人不能使用小蘇打療法

患有巴特氏症候群（腎小管病變的總稱，血壓正常，但有低血鉀、代謝性鹼

中毒等症狀）或吉德曼症候群（屬於常染色癮性腎臟疾病，症狀為低氯血性代謝性鹼中毒、低鉀血症及低鈣尿症）等罕見疾病的人，不應該使用重碳酸鹽，這些患者若必須飲用任何含有重碳酸鹽的飲料時，可加入幾滴濃縮的純檸檬汁加以中和。

有慢性肺部問題的人需要特別謹慎，如果你有嚴重的肺部疾病，那就表示大腦已經因應體內低二氧化碳含量的情況，而改變了呼吸模式，所以當體內二氧化碳含量提高時，大腦不會有任何反應。此時，二氧化碳會持續累積但肺部卻不會進行排除，如此一來，增加的二氧化碳會變成碳酸，演變成體內酸性過多。

《美國藥典》有規定，因為嘔吐或持續進行腸胃道抽吸而造成氯化物流失的患者，以及某些使用易產生低氯性鹼中毒的利尿劑之病患，均不能接受碳酸氫鈉的注射。

如果病人有充血性心臟衰竭、嚴重腎功能不全及臨床因鈉滯留出現水腫狀況，對他們施用含鈉離子的溶液時需十分謹慎。

對於腎功能逐漸衰弱的患者來說，含鈉離子的溶液會在其體內造成鈉滯留的情況，透過靜脈施用這類溶液，容易造成液體與／或溶質超載，導致血清電解質濃度減低，體內水分過多，讓身體處於充血狀態或出現肺水腫，因此，有嚴重心臟、腎臟與肝臟問題的患者，對此更是需要格外謹慎。

使用碳酸氫鈉會出現的不良反應包括：代謝性鹼中毒、因過量的鈉而產生水腫、充血性心臟衰竭、出現高滲症狀、高容量性高鈉血症，以及因鈉含量增加而產生的高血壓。

患者平時如果攝取較多乳製品、高鈣飲食，或有補充鈣質或含鈣抗酸等產品（如碳酸鈣〔像是抗胃酸咀嚼鈣片〕）的習慣，那麼，在使用碳酸氫鈉之後便容易出現牛奶－鹼劑症（過量食用氫氧化鈣，造成高血鈣

症、代謝性鹼中毒、腎機能不全等症狀），導致轉移性鈣化、腎結石與腎衰竭的發生。化、腎結石與腎衰竭的發生。

有極少數的人在攝取過量的鹼性物質（如小蘇打）之後會出現代謝性鹼中毒，若症狀嚴重（如血液酸鹼值高於七‧五五），也是急需處置的狀況。

根據調查，病患的動脈血液酸鹼值達到七‧五五時，死亡率為四十五％；若高於七‧六五，死亡率為八十％。

小心代謝性鹼中毒

當攝取的碳酸氫鈉含量超過腎臟所能排出的負荷時，有可能會導致代謝性鹼中毒。

如同在腎衰竭情況下所觀察的，當過濾重碳酸鹽的能力降低，或者在血容積過少的患者身上，會出現腎小管重新大量吸收重碳酸鹽的情形，這會減低腎臟排出碳酸氫鈉的能力。

在住院病人當中，最常出現的酸鹼失調狀況就是代謝性鹼中毒，大約占了一半左右。

- 嚴重的鹼中毒會引起血管收縮並造成組織灌注不足，通往腦部的血流因血管收縮而減少，會因此出現手足抽搐、癲癇發作與精神狀態不佳的情況，代謝性鹼中毒同樣會減少冠狀動脈血流量，致使病患出現心律失常的現象。
- 代謝性鹼中毒會造成換氣不足，因而引發低氧血症，特別是如果患者本身有呼吸儲備缺乏的問題，它也可能會損害到機械式呼吸輔助器。
- 由於鹼中毒會增加鈣離子與白蛋白的結合率，因而造成血清游離鈣

（游離鈣是人體內的鈣中活動較為活躍的部分）的濃度降低。此外，代謝性鹼中毒總會伴隨低血鉀的情況，讓人出現神經肌肉無力與心律失常現象；另外，由於氨質的增加，它會促使某些易感患者（容易受到影響的患者）出現肝性腦病變。象；另外，由於氨質的增加，它會促使某些易感患者（容易受到影響的患者）出現肝性腦病變。

鹼中毒的症狀

- 困惑（會發展成恍惚或昏迷）
- 肌肉抽搐
- 臉部或身體末稍感覺麻木或刺痛
- 手震顫
- 噁心、嘔吐
- 輕微頭痛
- 長期肌肉痙攣（手足搐搦）

代謝性鹼中毒會出現的生理徵兆不是很明確，要視程度而定，由於它會降低游離鈣的濃度，因此可能會出現低鈣血症的徵兆，如手足抽搐、柯沃氏徵兆（以手指拍打病人耳前的顏面神經分支，同側的顏面肌肉會收縮）、特羅索氏徵兆（上臂血流暫時阻斷一至五分鐘，引起手指屈曲、手腕痙攣等現象）、精神狀態的改變或是癲癇發作。

服用小蘇打的不良反應及處理方式

- **不良反應：**根據《美國藥典》所記述，注射碳酸氫鈉進行太過激烈的治療時，會造成代謝性鹼中毒（伴隨肌肉痙攣、易怒與手足搐搦症）及高鈉血症；口服劑量被提高至最大時，也需要持續地觀察狀況。
- **過量時的緊急處理：**當鹼中毒出現時，必須立即停止使用重碳酸鹽，醫院會依據病患鹼中毒的程度給予治療，有九成的狀況會用氯化鈉進行靜脈注射；嚴重的鹼中毒會伴隨應激性（應激性是指正常情況下，生物體對外界的刺激皆能產生一定的反應）過強或手足抽搐症狀，這些症狀可以透過葡萄糖酸鈣獲得控制。此外，若出現低鉀血症則會使用氯化鉀。

　　<u>重碳酸鹽療法的目的是要讓低二氧化碳含量與血液酸鹼值得到確實的提升，但不應過量、也不能造成鹼中毒。</u>一般來說，懷孕女性、嬰兒與年長病患在劑量的選擇上都必須審慎評估，通常要先從劑量範圍的最低用量開始，因為它可能造成肝臟、腎臟或心臟功能衰減的機率較高，也會伴隨其他疾病出現，或影響到其他藥物治療。

藥物和小蘇打交互影響

　　此外，還要讓醫生知道你可能會服用的藥物有哪些，並向他們請教常見的副作用，小蘇打治療會與許多藥品互相影響，在你服用制酸劑的一、兩個小時內，先不要吃其他的藥。萬一你覺得自己服用過量了，應立即致電所在地附近的醫療中心。服用過量的症狀是易怒不安、肌肉僵硬與癲癇發作，在你服用碳酸氫鈉之前，請先讓醫生知道你是否有服用底下藥物：

- 美加明（mecamylamine）
- 烏洛托品（methenamine）
- 克多可那挫（ketoconazole）
- 制酸劑
- 四環素抗生素，如四環素（Sumycin、Achromycin V等）、地美環素（Declomycin），去氧羥四環素（Vibramycin、 Monodox、Doxyand 與其他）、美諾環素（Minocin、Dynacin與其他）或土黴素（Terramycin等以及其他）

　　如果你已在服用上述藥物，可能就無法使用碳酸氫鈉，除非調整劑量，或使用過程需要特別的監測。

注意！
如果你有在服用處方藥，在開始使用碳酸氫鈉前要先徵詢醫生與藥劑師，因為抗酸藥物與某些處方藥會互相影響。

　　維生素B_{12}需要搭配葉酸才能被身體有效利用，包括碳酸氫鈉在內的制酸劑，都會抑制人體對葉酸的吸收，因此**服用制酸劑的人需要額外補充葉酸。**

　　儘管小蘇打是我們使用的最安全藥物之一，但使用小蘇打療法時，仍需要謹記這些提醒與禁忌。

Part4
其他重碳酸鹽和實用資訊

Chapter 17

讓細胞更有活力的碳酸氫鎂

碳酸氫鎂是一種複合的水和鹽，僅存在特定條件的水域之中。雖然只有少數的廠商販賣碳酸氫鎂水，但製作、生產碳酸氫鎂濃縮劑的公司倒是不少。**富含鎂與重碳酸鹽的礦泉水非常容易被人體吸收，對身體很好。**鎂離子的化學式是$Mg_{2}+$，重碳酸根離子是HCO_3-，因此碳酸氫鎂有兩個重碳酸根離子──$Mg（HCO_3）_2$。碳酸氫鎂對粒線體來說是非常好的化合物。有了鎂與重碳酸根離子，碳酸酐酶產生的酸就少了許多。

鎂讓身體有更多能量

血清與細胞內鎂的濃度若過低，會增加胰島素抗性、葡萄糖耐受不良與胰島素減少分泌的情況，身體的運作若要順暢，便需要大量的鎂與重碳酸根離子才能辦得到。**當人體出現發炎現象，鎂會在細胞間開啟調節作用，降低發炎反應，因此鎂含量不足會讓發炎的情況惡化。**碳酸氫鈉也具有相同的功效，所以若能雙管齊下，會有加乘的效果。

碳酸氫鎂能為細胞內的粒線體緩衝掉過多的酸，進而增強粒線體的功能，讓更多的三磷酸腺苷被製造出來。碳酸氫鎂可以保護細胞質內的有機與無機磷酸鹽緩衝物，也能中和源自於人體代謝過程及三磷酸腺苷水解作用後所產生的酸，如此一來，就有更多的三磷酸腺苷能被水解，讓身體有更多可利用的能量。

在傳統中醫的系統裡，腎臟被視為水元素，因此，我們使用其他的水元素——氯化鎂與碳酸氫鈉來保健腎臟是最有效的方法，因為在海洋中與品質良好的礦泉水裡，它們的含量都很豐富。

鎂的重要搭檔——重碳酸鹽

重碳酸根離子的濃度會抵銷由碳酸酐酶所形成的酸（即勒沙特列原理，又名平衡移動原理，特定條件下達到平衡的體系，條件一旦改變，平衡就會往削弱的方向移動），由於鎂與重碳酸根離子的特性會讓碳酸酐酶製造的酸減少，飲用富含碳酸氫鈉的礦泉水並搭配低鹽飲食，可讓人體達到鈣穩態（正常時細胞通過一系列轉運機制可以維持細胞內低鈣狀態，稱之為鈣穩態）。

只有少數的臨床醫師知道這兩種物質具有強化彼此的能力——**鎂是重碳酸鹽進入細胞的運送搭檔，而重碳酸鹽的作用是讓鎂得以進入粒線體。**根據美國醫學研究會所制定的《膳食營養素參考攝取量》，裡面提到人體對鎂的吸收與重碳酸鹽的傳輸有關——鎂進出細胞皆需倚賴這個帶體傳送系統。

三磷酸腺苷酶反應所需最適酸鹼值的範圍還算寬鬆，以中性值為準，要到九・○以上與五・五以下才會比較沒有明顯的活動跡象。因此，任何能夠把我們從酸的那端帶到鹼的這端，讓身體回復中立酸鹼值的東西，都能夠讓粒線體處在最佳狀態，因而提升細胞的新陳代謝。

什麼是碳酸酐酶？

碳酸酐酶是一種普遍存在的金屬酶，它能催化二氧化碳具可逆性的水和／脫水作用。碳酸酐酶一直存在於細胞當中，在大多數的細胞內它能構成高達十％的可溶性蛋白，是目前所知催化作用最快的酵素之一：每一個碳酸酐酶在每一秒鐘能製造出一萬至一百萬的酸群（H^+）。由碳酸酐酶所製造出來的酸（H^+）會被質子泵酶（質子泵是存在於生物膜的主動運輸氫的蛋白）注入細胞器中，比如溶體、吞噬體、核內體及皺狀膜。

在紅血球細胞中，**碳酸酐酶是血紅素內含量第二豐富的蛋白，在二氧化碳的運輸扮演了很重要的角色。** 說得更具體一些，紅血球細胞中的碳酸酐酶在組織的生產部位能夠催化二氧化碳的水和作用，使之轉換成重碳酸鹽（$HCO3-$）；而它在組織的呼吸部位則是能將重碳酸鹽脫水轉換回二氧化碳，也因此，它能促進體內二氧化碳的運輸與排出。

此外，紅血球細胞中的碳酸酐酶也透過波爾效應，協助氧氣與二氧化碳的連動輸送，碳酸酐酶加速了二氧化碳與水的反應，合成出碳酸，而碳酸又能快速分解成重碳酸鹽與氫離子。

羅素‧貝克特（Russell Beckett）醫生是一位取得化學病理學博士的獸醫，由於他的努力，人們慢慢理解到重碳酸鹽與鎂結合後所能帶來的明顯效益。

他有一個「獨特之水」的配方，聲稱此水能延緩老化，增加人類及其他哺乳類的壽命，也可用來治療任何發炎症狀與退化性疾病──「獨特之水」的成分即包含了碳酸氫鎂。

貝克特醫生的研究讓人們理解到重碳酸鹽與鎂離子對身體的重要性，以及兩相結合後又是如何讓人處在最佳健康狀態，進而有能力擺脫各種疾病。

重碳酸根離子**與鎂兩者一起作用，可以讓更多的葡萄糖穿梭細胞質膜。** 重碳酸根離子讓人體維持鹼性，保持腸內胰腺分泌的酵素活動

力，體內發炎的組織也需要重碳酸鹽來中和其酸性狀態（這也是碳酸氫鈉為何有助於各種慢性發炎與自體免疫性疾病的治療）。

重碳酸鹽可以直接對三磷酸腺苷酶產生作用，至於鎂，除非是在重碳酸鹽的協助之下，不然無法自行進入粒線體。重碳酸鹽就像交通工具，可以直接進入粒線體，現在唯一的問題在於：與氯化鎂及碳酸氫鈉的單價相比，碳酸氫鎂要價不菲，但自己製作出碳酸氫鎂是有可能的。

由於鎂與重碳酸根離子的特性，碳酸酐酶所製造的酸就會減少。不過，一項針對從菠菜提煉出部分碳酸酐酶的研究則指出，從葉綠體所顯示出的結果來看，造成影響的是氯離子而不是鎂離子。在加了三至十毫莫耳的氯化鎂或氯化鉀之後，酵素活性減弱五十％；若加入〇‧三至十毫莫耳的硫酸鎂，則會帶來輕微的刺激。

讓粒線體正常「發電」

體內累積過度的酸會導致缺氧狀態，因而造成細胞發酵，酸性狀態會讓細胞腐敗，也就是癌症。鎂能夠讓三磷酸腺苷保持穩定，讓DNA與RNA得以進行轉錄與修復，較高的酸鹼值及重碳酸鹽能夠讓鎂離開血清，而在鎂離子進入細胞後，重碳酸鹽會再將它從細胞質帶到粒線體。如果我們長期處在某種疾病之中，這部分對身體來說就非常重要──把鎂與重碳酸鹽一起使用，便能夠為體內細胞增加許多的能量。

碳酸氫鎂能降低體內二氧化碳所產生的酸。鎂與重碳酸鹽能以不

鎂離子對於細胞的活力來說非常重要，因為它需要與三磷酸腺苷結合，而後者是身體主要的高能化合物。

──鮑伊‧哈雷（Boyd Haley）醫生

同的方式同時增強身體的能量：首先，碳酸氫鎂可以保護細胞質內的有機與無機磷酸鹽緩衝物；其次，碳酸氫鎂中和人體代謝過程及三磷酸腺苷水解作用後所產生的酸，就能讓更多的三磷酸腺苷被水解，使身體有更多可利用的能量。

當身體細胞內的粒線體處於過酸的濃度時，碳酸氫鎂能起緩衝作用，進而增進粒線體的功能，製造更多的三磷酸腺苷。當更多的三磷酸腺苷被水解，也有更多的三磷酸腺苷被製造出來時，身體的細胞就更有活力，能做出最佳的表現。

> 　　沒有鎂離子，三磷酸腺苷就無法製造足夠的能量提供給體內特殊的酵素，這些酵素在人體內負責製造蛋白質、DNA、RNA，以及在細胞間傳送鈉、鉀與鈣。沒有了鎂離子，三磷酸腺苷將失去作用，進而導致細胞死亡。
>
> ——鮑伊·哈雷醫生

德國的西格（Seeger）醫生與布緯（Budwig）醫生均指出，癌症主要是由於細胞的發電廠——粒線體，出現錯誤的能量代謝而造成，三磷酸腺苷與其他大部分的酵素都需要依賴鎂才能運作。

一個健康的細胞應該是高鎂低鈣含量的，如果鎂含量過低，細胞內的鈣就會開始累積，而在粒線體逐漸鈣化的情況下，製造出的能量自然就會減少。

酸性體質讓鎂流失

鎂離子在人體內會形成活性鎂，它們不會與其他物質結合，但會參與身體的生化反應。重碳酸根離子能將身體在代謝過程中所產生的碳

酸予以中和，**有許多研究指出，增加重碳酸鹽的攝取量可以預防肌肉需耗及骨質流失。**一般我們的飲食習慣偏酸，酸性會燃燒細胞、加速老化，重碳酸鹽是鹼性的，能為身體額外補充所需的鹼濃度，以中和體質過酸現象。

如果身體是酸性的，體內的鎂往往會透過排尿而流失，因此，如果你的尿液過酸，表示你正在流失鎂。加了鎂、重碳酸鹽、鈣與鉀的鹼性水，能顯著提升體內的酸鹼值，而在處理有關腎結石形成物體的排泄方面問題時，如果一天補充至少兩公升的重碳酸鹽鹼性礦泉水，便能增加尿量、酸鹼值、檸檬酸、尿酸與鎂的含量。

攝取重碳酸鹽最大的效益是改變酸鹼平衡，維持血液酸鹼值及體液中重碳酸鹽的濃度。這是重要也具療效的做法，特別是考慮到現代人大部分習慣典型的美式食物，這意味著身體會出現慢性、輕度的酸中毒。要做到酸鹼平衡，就需要檢視所攝取的食物，畢竟這是我們所吃的東西。醫師們也需要面對這個現實，處理現代文明所帶來的錯誤發展與人類做出的種種不當選擇。

飲用青春之泉──碳酸氫鎂水

飲用碳酸氫鎂就跟飲用青春之泉一樣──你所喝下的確實是不老之水！水中的鎂離子具有高度生體可用率，如果拿源於水中與源於食物的鎂離子相比，前者的吸收速度與效益比後者多了三十％左右。因此，如果要補充鎂離子，最好的方法就是飲用含鎂離子的水。

攝取五萬六千四百毫克的碳酸氫鈉，你會得到四萬一千八百毫克的重碳酸鹽，但若所攝取的是碳酸氫鎂，你不會吃下任何鈉，你得到的會是鎂與重碳酸鹽，它們會幫助彼此穿透細胞壁進入細胞。攝取碳酸氫

鎂你得到的會是高劑量的重碳酸鹽，因為每一個鎂離子都有兩個重碳酸根離子。

在我所著的《水的療效》中有提到，飲用富含碳酸氫鎂的水能夠延長壽命、減輕疼痛，以及讓小朋友身強力壯。它是青春之水，只要攝取的量與濃度正確，你會得到它所許諾的療效。大量使用鎂能為人體帶來巨大的治療效果，使用低劑量則無法達到相同效果。同樣的，對重碳酸鹽來說也是如此，那些在急診室或加護病房的醫師，以及為病患使用鎂作靜脈注射的醫護人員，對於我所說的都能夠很快理解。

使用碳酸氫鎂，即同時攝取了高劑量的鎂與重碳酸鹽，而這對於世界上所有需要急迫治療的人而言，是一大福音。

Chapter 18

碳酸氫鈉與碳酸氫鎂相關產品

雖然我一直是用Bob's Red Mill的碳酸氫鈉，但最近收到兩盒Arm & Hammer，仔細看了看包裝盒，閱讀上面寫的所有資訊後，這家公司讓我很感動，他們一再地跟消費者保證其產品的純度——沒有鋁在裡面。Arm & Hammer與Bob's Red Mill都沒有含鋁，他們的廣告也是如此宣稱；當小蘇打含鋁風波正熱時，許多人懷疑Arm & Hammer的產品，但事實上它沒有含鋁。

碳酸氫鈉

有許多人都確信，在Arm & Hammer小蘇打二百二十五公克盒裝裡面所含的碳酸氫鈉，其重量足以溶解在任何容量的水中，人們可以用非常低廉的價格就製作出足量、具有療效的碳酸氫鈉溶液。雜貨店裡販售的小蘇打，是安全、經濟又方便的碳酸氫鈉來源，適合治療嬰兒與幼兒的慢性代謝性酸中毒。

許多人對於「Church and Dwight」這個名稱或許不熟悉，但它所販賣的小蘇打產品Arm & Hammer則是人人皆知，深獲大眾敬愛。這是因為自從奧斯丁‧雀曲（Austin Church）醫生與他的妹夫約翰‧德懷特（John Dwight）在紐約的雜貨店販賣他們所製作的高品質碳酸氫鈉開始，Church and Dwight生產Arm & Hammer至今，已長達一百六十年了。

醫療保健領域，特別是血液透析的治療，對於產品的純度與濃度會有著最嚴格的要求與應用。在一九八〇年代早期，當醫學文獻開始指出以重碳酸鹽緩衝劑取代醋酸鹽作為透析液，能為患者帶來較多好處時，Church and Dwight就主導了現代重碳酸鹽血液透析方法，且做出很大的貢獻。

Arm & Hammer的產品比Bob's Red Mill便宜一些，可說是全世界最便宜的藥，但我個人認為這兩個牌子沒有什麼明顯差別，兩者的濃度都一樣好。各地的超級市場或連鎖店都有販售碳酸氫鈉，每四百五十克二美元多，你也可以買到二百二十五克裝的小包裝。

不要把小蘇打與泡打粉搞混了，後者可能會含鋁。它們是不同的東西，泡打粉的成分包含了小蘇打及其他酸性物質，你在購買時要確認自己買的是百分之百的小蘇打或碳酸氫鈉。

此外，還原型L穀胱甘肽膠囊（Reduced L glutathione TM Plus capsule）是特別設計的產品，不含賦形劑（有效成分外，有目的性添加於藥品中的任何成分），使用高純度製藥級的還原型L穀胱甘肽與碳酸氫鈉所製成。此膠囊可以透過噴霧器使用，不會造成組織刺激。將一個還原型L穀胱甘肽膠囊溶解在約五毫升的蒸餾水中時，就成了等張溶液（isotonic solution，若某液體的濃度等於細胞內的溶液濃度），價格為三十五美元，將這些膠囊用在噴霧療法上也非常適合，另一種補充穀胱甘肽的絕佳方法則是透過栓劑。

碳酸氫鎂

多年來我一直在尋找一種能結合鎂與重碳酸鹽的產品，因為**單單使用碳酸氫鈉與氯化鎂，有時可能會出現因過多氯化物或鈉，而產生副作用。**我提過碳酸氫鎂對於粒線體的神奇效用，當粒線體出現衰退現象而造成細胞能量低落時，讓高濃度的碳酸氫鎂進入細胞，就能解決這種情況，實在沒有什麼東西比它更有效。

存在於罕見山泉水中的碳酸氫鎂，濃度大約是四百ppm，所含的鈣量非常少。我的碳酸氫鎂產品的濃度是五萬ppm（含五％的重量），但這個讓人難以掌握的化合物無法以固態存在，因此沒辦法將之做成藥錠。然而，我們很容易就可以將之稀釋成一千五百ppm（將約一百二十西西的濃縮液倒入三・八公升無鈣的水中），如此一來，世上最具療癒的水就被製造完成了。**碳酸氫鎂能協助體內軟組織回復它們的能力，正確的處理營養物與排除廢棄物。**

運動營養學對這部分已經有所了解，許多研究者發現深層海洋礦泉水能夠讓疲倦的身體迅速恢復正常，深層海洋水是我們唯一可以實際找到碳酸氫鎂的地方，而我的製水系統花最低的成本就能製作出富含重碳酸鹽與鎂的高品質好水。

我推廣鎂油有很多年了，我建議人們用它來塗抹全身（也可以用鎂製凝膠），或可用鎂泡澡（鎂製澡片），用這樣的方式讓皮膚吸收鎂，能帶來快速抗過敏反應的功效。我總是告訴癌症患者，要他們像埃及豔后一樣每週用鎂按摩五次，這能帶來絕佳的療效。

碳酸氫鎂可說是天然的對抗療法夢寐以求的產品，它將我對碳酸氫鈉的研究及把鎂製成藥品的熱情結合起來。對細胞內的粒線體工廠來說，碳酸氫鎂是讓它運作的超級燃料，我之所以在六年前將重心轉向

「經皮輸鎂療法」，是因為當時口服的鎂補充品具有某些限制，如今這個限制已被解決，現在口服的鎂補充品既安全又有效。

透明的碳酸氫鎂濃縮液包含了五％經充分反應的碳酸氫鎂及另外五％的多種礦物質，包括重碳酸鹽、硫酸鹽與氯化物。這個過程的最後階段，是將所有不同的礦物質分子纏繞在一起，把它們包在巴克敏斯特‧富勒（Buckminster Fuller）所創的六邊形與五邊形水分子團簇籠狀中，這意思是，這種水有許多水分子團簇，層層圍繞著碳酸氫鎂化合物。

當我們從這個碳酸氫鎂產品取出三十西西放入三‧八公升的蒸餾水或其他無鈣的水中（等四小時讓它形成團簇）時，這個療癒之水就包含了一千五百ppm的水螯合碳酸氫鎂（一千五百ppm等同於每公升有一千五百毫克的碳酸氫鎂）及一千五百ppm的水中礦物質。

用這個方式製成的水，每分升約有一百毫克的葡萄糖，顯示在血糖儀上的血糖含量約為一百。此水的卡路里在二百三十五西西的杯中約有一大卡，一般人喝不大出來，但能量飢渴的細胞們卻非常渴望它。當濃度處於一千五百ppm時，你會發現，被活化的碳酸氫鎂就好像是由幾個水球構成的，有一個碳酸氫鎂在中間，旁邊是一個葡萄糖分子，然後有三到五層的六角形巴克球層（bucky-ball layers）。這些氣球是軟的，輕微擠壓還會發出嘎吱聲，在舌尖上嚐起來如糖蜜一般。

我推薦你們這個重碳酸鹽配方，不只是因為它讓重碳酸鹽的攝取變得更容易，此外，它還能讓你得到身體所需的鉀，這對癌症患者與其他所有人來說都非常有用。

氯化鎂

有關鎂油，我只推薦最好的Ancient Minerals，這個產品的品質最

佳，可以用在任何地方，甚至可以拿來當作洗眼、靜脈注射液。它來自二‧五億年前、歐洲底下古老海洋的沉積，是世上最純、最有療效的藥物。一‧九公升可以用三個月，大約一百美元。

如果要使用鎂泡澡，有氯化鎂泡澡片，也有死海與英國Epsom的天然鎂鹽。我不太建議口服的鎂藥錠，比較推薦透過皮膚吸收的方式與口服鎂油，因為與固體藥錠相比，液態礦物質有更好的人體吸收率。如果你打算開始密集的治療性泡澡，那麼三個月就用掉二十二‧五公斤是常見的事。

重拾健康之路的第一步

過去幾年來，電視上充斥了各式藥品廣告，讓消費者誤認為這些製藥公司已針對所有的疑難雜症研發出不同的解藥，但仔細注意廣告，最後的臺詞總是：「這個產品不適用於每一個人。」「如果出現紅疹、大量出血以及嚴重的頭痛，請立即停止使用，並馬上與你的醫生連絡。」還有一種是：「在罕見的情形下會導致死亡。」我想，如果是後面這種情況，應該就不需要打電話給醫生了。

真相是，製藥公司每年都賺進大筆的鈔票，而且他們每一年都巧妙地利用這些錢來左右政府立法者、行政機構、醫學界與大眾，要我們相信這些藥物能解決人們所有的健康問題。他們沒有說出來的是，根據發表在《美國醫學會雜誌》的一項研究顯示，每年有超過十萬名美國人在正確服用處方藥後仍然死亡；根據「疾病管制中心」的統計數據顯示，每年只有一至二萬個美國人因服用非法藥物而喪命。

因此，雖然我們的藥物問題越來越嚴重，但罪魁禍首似乎不在販毒集團，而是那些製藥公司。

　　數千年來，傳統治療者使用天然物質來對抗各種疾病，許多天然療法透過實驗、反覆試驗、提煉、重新調整等過程，一代傳給一代，它們的效果驚人，而且極少出現副作用。在上一個世紀，製藥公司發現許多最有療效的天然療方既便宜又沒有專利，這代表沒有任何人或任何公司能將之占為己有並壟斷市場。然而，這些公司同時也發現，透過萃取這些「活性物質」以及重新調配這些天然療方，他們可以發展出一些專利產品。當這些公司的生意開始興隆之後，對抗自然療法的戰爭也就開始了──就某種程度來說，這場戰爭現在仍持續進行中。

　　本書的重點在於讓大家了解碳酸氫鈉的強大治療特性，如同你所看到的，這麼簡單的物質就可以有效對治許多疾病。我希望在你重拾健康的旅途中，它是你邁出的第一步。當你持續前行尋求答案時，一定也會發現許多矛盾的研究與說法。在現今這個社會要能夠清楚事情的來龍去脈，成為自己或別人的健康倡導者，不是件容易的事，但如果你開放心胸，盡可能地持續學習，並在閱讀資訊的同時，也對那些訊息提供者加以了解，應該就能慢慢找到一條讓身心更加安適的道路。

　　我鼓勵你去找出適合自己的答案，就像我找出我的一樣。你可以在底下的網站閱讀我的文章： www.greenmedinfo.com。最後，祝福你身體健康！

相關資源

天然的對抗療法的療程要素

　　天然的對抗療法的治療方法是強而有力又極度安全的，因為採用的是營養療法，不是一般的藥物治療。這些高濃度的營養用品基本上是以水為基底，沒有使用化學成分，其中療效最好的包括氯化鎂、碳酸氫鎂、碳酸氫鈉（小蘇打）、硒、硫、碘與穀胱甘肽。

　　除了上述所提的之外，你還可以加上維生素C，但很不幸地，一旦真的有維生素C高劑量靜脈注射的需求時，你得根據法律程序來強制醫院與醫生執行。

　　在這樣的情況之下，申請法院命令是很有效的，能挽回了許多人的生命——在緊急的醫療情況下，維生素C是極具療效的。

　　上面所提的各項藥物，都能為你帶來很大的幫助，不只是緊急情況才能使用，如果你有癌症、糖尿病、流感、神經失調、心臟疾病與中風，這些情形也都適用。

　　只有少數的醫生與病人知道這些藥物也能在家自行使用或照顧親友，如果將它們混合起來，會結合出另一種同樣具有療效的新藥，做法也很簡單。

　　任何人一旦清楚了解到，在整套療程中我們所使用的藥物能帶來的潛在強力療效，就能完全明白我們提供給大家的，是一個多麼有利的療程，讓人處在癌症的威脅下而有最佳的存活率。有許多方法可以治療癌症，若將之搭配我們所提供的「強力藥物」，會是一種最好與最合理的治療方式。

抗發炎氧氣療法

　　位於這個療程的頂端是醫藥界的「虎式坦克」，它為整個療程增添的價值，讓其他領域皆無法企及，不管是醫療界、養生美容、抗老化與體育運動界——要改變鹼濃度與酸鹼值，我們發現最重要的因素，就是增加含氧量，它能適當提升酸鹼值。

　　在我所著的《抗發炎氧氣療法》中介紹了一種新的方式，能將大量氧氣注射到細胞並產生重要影響，在這個療法的十五分鐘內，大量的氧氣就能進入全身讓細胞們大口暢飲，與此同時，它們也為自己除去了毒素。這個突破性的進展，在於此療法能確實提升動脈血壓，讓它回復過去的活力。

　　跟之前所費不貲、使用不便的高壓氣艙相比，我研發的這個方法不僅可以在家中使用，又能提高治療結果。你只需要一臺製氧機、健身腳踏車（或反彈床），以及有儲囊的面罩組，在你開始前就要先讓面罩儲備適量的氧氣，要足夠十五分鐘療程的用量，它能為細胞帶來天堂般的體驗。

這個療程有點像是用你的手指捻熄蠟燭的火焰，在第一個十五分鐘的療程中（或說前四次療程），毛細血管內的發炎狀況就會消退，毒素會被清理乾淨；氧氣會衝進細胞，帶來療癒的能量。

氧氣就環繞在我們四周，但幾乎沒有人得到充足的氧氣，大多數人都無法理解這其中的矛盾。

但這也是碳酸氫鈉之所以有效的原因：重碳酸鹽／二氧化碳能擴張血管，確保更多的血液與氧氣能夠被輸送，因此使用碳酸氫鈉，得以讓人快速取得身體所需的氧氣。

產品資源

底下是療程所需的物品，這是我第一次將它們詳細公開出來，內容包括販售這些藥品與用品的公司的網站連結。

＊抗發炎氧氣療法

- LivO$_2$

  網址：http://liveO2.com/

  電話：Tom Butler at 970-658-2111

  E-mail：tom@whnlive.com

  通訊地址：Mark Squibb PO Box 158 Bellvue, CO 80512

＊重碳酸鹽／二氧化碳療法（碳酸氫鈉與碳酸氫鉀）

- 重碳酸鹽配方→Forrest Health

  電話：408-354-4262

  網址：www.forresthealth.com

＊鎂療法
・傳統礦物鎂油 →LL's Magnetic Clay Co.
電話（美國）：800-257-3315
客服E-mail：info@llmagneticclay.com
網址：www.ancient-minerals.com
・碳酸氫鎂水
網址：http://magbicarb.com
電話：407-963-8881

＊碘（可能具有天然甲狀腺荷爾蒙）
・正碘→LL's Magnetic Clay Co.
電話（美國）：800-257-3315
客服E-mail：info@llmagneticclay.com
網址：www.ancient-minerals.com

＊液態硒
・LivO2
電話：Tom Butler 970-658-2111
E-mail：tom@whnlive.com
通訊地址：Mark Squibb PO Box 158 Bellvue, CO 80512
網址：http://care.whnlive.com

＊維生素E
・獨一無二複合E→amazon
網址：www.amazon.com

＊穀胱甘肽

　·舌下；添加ACG穀胱甘肽的強力噴霧→Forrest Health

　　電話：408-354-4262

　　網址：www.forresthealth.com

　·噴霧療法：添加還原形L-穀胱甘肽→Theranaturals, Inc

　　通訊地址：P.O. Box 762 Nampa, ID 83653

　　電話：866-435-659　專線：435-671-4205

　　E-mail：theranat@fiber.net

　　網址：www.theranaturals.com

　·栓劑：還原形穀胱甘肽栓劑→Forrest Health

　　電話：408-354-4262

　　網址：www.forresthealth.com

＊大麻二酚（不含四氫大麻酚的合法藥用大麻；四氫大麻酚是合法
　的）→Dixie Botanicals

　　地址：4990 Oakland St. Denver, Co 80239

　　電話：866-920-4262

　　網址：http://dixiebotanicals.com

＊遠紅外線生物床墊（針對癌症與疼痛的療法）→Medical BioMats

　　網址：www.medicalbiomats.com

＊呼吸再訓練（減緩呼吸、癌症治療、減輕壓力）

　·吹泡泡：革命性的癌症治療：馬克·賽克斯所創（http://drsircus.
　com）→Breathe Slim, Inc.

地址：Buffalo Grove, IL 60089, U.S.A.

客服電話：866-Slim Slim (754-6754)

當地及國際電話：+1-847-850-5800

網址：www.breathslim.com

＊溶心之淚（與脆弱易感的你直接會面）→作者：馬克・賽克斯

網址：http://drsircus.com

＊維生素C，高氧化自由基吸收能力抗氧化治療

・終極保護者→Health Products Distributors, Inc.

電話：800-228-4265

亞利桑那當地電話：520-896-9193

E-mail：support@integratedhealth.com

網址：www.integratedhealth.com

＊日照，維生素D

・附加維生素D3→Health Products Distributors, Inc.

電話：800-228-4265

亞利桑那當地電話：520-896-9193

E-mail：support@integratedhealth.com

網址：www.integratedhealth.com

＊生物共振療法（德察・艾爾斯的頻率療法）

・Deta Elis—Star Trek Medicine—Bioresonance, by Dr. Mark Sircus

網址：http://drsircus.com

· Deta Elis

網址：www.deta-elis-uk.com

E-mail：admin@deta-elis-uk.com

＊水（藥物等級與完全水化）

＊性的治療與健康→Love & Sex Medicine ebook by Dr. Mark Sircus

網址：http://drsircus.com

＊營養療法

· 超級食物→Rejuvenate

網址：www.integratedhealth.com

電話：800-228-4265

亞利桑那當地電話：520-896-9193

E-mail：support@integratedhealth.com

· 鹽酸→Betaine Hydrochloride

網址：http://care.whnlive.com

電話：Tom Butler at 970-658-2111

E-mail：tom@whnlive.com

通訊地址：Mark Squibb PO Box 158 Bellvue, CO 80512

· 天然螯合→Heavy Metal Detox

網址：www.detoxmetals.com

電話：美國／世界各地(+1)866-508-8357

E-mail：admin@detoxmetals.com

· 酵素治療→Health Products Distributors, Inc.

電話：800-228-4265

亞利桑那當地電話：520-896-9193

E-mail：support@integratedhealth.com

網址：www.integratedhealth.com

・維他命 A、B與果汁斷食→Aloe vera—*Body Balance*

網址：http://lifeforce.net

・有機硫（硫辛酸，硫代硫酸鈉，海水）

E-mail：mail@organic-sulfur.com

網址：www.organic-sulfur.com

＊腸道健康

・益生菌→Prescript Assist（LL's Magnetic Clay Co.）

電話：1-800-257-3315

客服信箱：info@llmagneticclay.com

網址：www.prescript-assist.com

・灌腸劑，清腸→Clay: Edible Earth（LL's Magnetic Clay Co.）

電話：1-800-257-3315

客服信箱：info@llmagneticclay.com

網址：www.magneticclay.com

＊運動、瑜伽

社交支持，療癒性支持，治療性按摩，靈性成長，腹部指壓

＊死藤水，槲寄生

・*Ayahuasca* by Dr. Mark Sircus

電話 http://drsircus.com

・槲寄生（學名：Viscum album）

電話：www.bmj.com

Smile 106

Smile 106

Smile 106

Smile 106